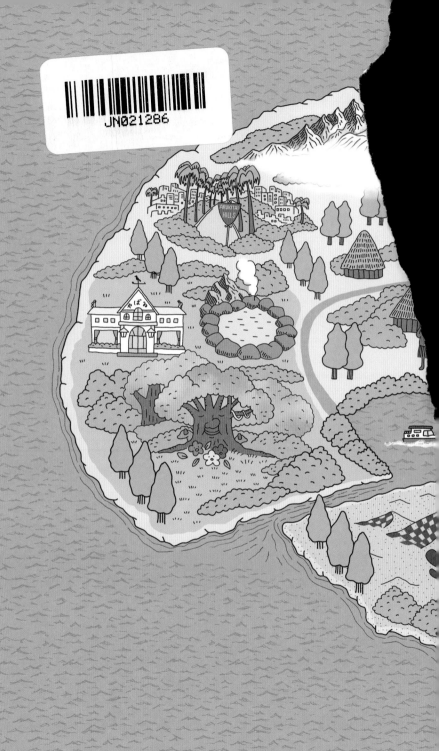

色の差異を
判できない

▶P.096

体性感覚が
鈍感になる

▶P.109

あるはずのない
ものが見える・
違うものに見える

▶P.121

静止しているものが
動いて見える

▶P.122

頭と身体が
短時間で疲れやすい

▶P.179

視覚・聴覚・嗅覚が
敏感になる

▶P.180

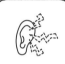

聞こえるはずのない
音が聞こえる

▶P.123

においはずのない
匂いがする

▶P.123

ブル

手続きのトラブル

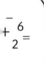

$$- \quad \frac{6}{2} =$$

数の計算が
ない

▶P.192

A→A'

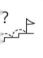

?

小さな環境変化に
柔軟に対応できない

▶P.193

?

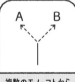

親しんだ
・習慣を
行できない

▶P.194

A　　　B

複数のモノ・コトから
正解や最適解を
選択・判断できない

▶P.196

# 認知症による心身機能障害

# 44

認知症のある方約100名への
インタビューから明らかになった、
心と身体に抱える
トラブル・障害の一覧です。

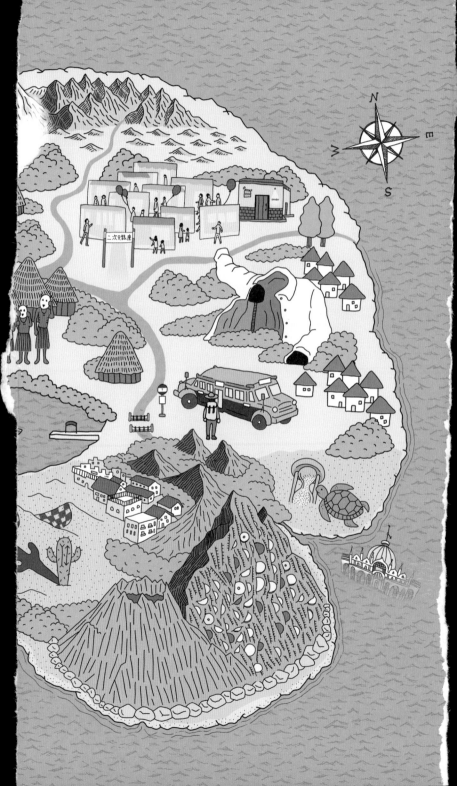

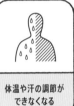

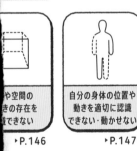
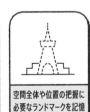

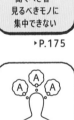

ここは、認知症世界。

認知症とともに生きる世界では、
だれもがいろいろなハプニングを
体験することになります。

乗っていると記憶をどんどん失ってしまう
「ミステリーバス」
人の顔を識別できなくなる
「顔無し族の村」
会計までにいくつものハードルがある
「カイケイの壁」
あっ！という間に時間が経つ
「トキシラズ宮殿」
腕の進む方向を見失う
「服ノ袖トンネル」etc...

この本では、
認知症のある方が経験する出来事を、
「旅のスケッチ」と「旅行記」の形式で、
だれもがわかりやすく、身近に感じ、
楽しみながら学べる形で紹介します。

▼

# ▶記憶 のトラブル

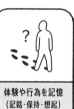

体験や行為を記憶
（記銘・保持・想起）
できない

▶P.028

知識・情報を記憶
（記銘・保持・想起）
できない

▶P.030

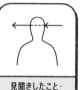

見聞きしたこと・
考えたことが瞬時に
記憶から消え去る

▶P.041

## 言語

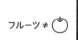

抽象的言語・概念・
記号の表す意味を
想起できない

▶P.070

固
その
想

目に見えないものを
頭の中で
想像できない

▶P.042

見聞きした話・
情報を否定的に
解釈してしまう

▶P.057

誤りや事実でないこと
を正しいこと・事実と
思い込んでしまう

▶P.057

文法・複数の単語
組み合わせを
理解できない

▶P.07

---

# ▶時間・空間 のトラブル

## 時間のトラブル

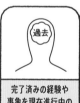

完了済みの経験や
事象を現在進行中の
ものだと思い違える

▶P.056

時間経過の
感覚が乱れる・
失われる

▶P.133

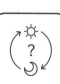

24時間の
時間感覚が
失われる

▶P.134

## 空間

対象物との
距離を正確に
把握できない

▶P.145

モ
奥行
認

眠りにつけない・
深く長く眠れない

▶P.134

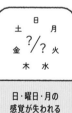

日・曜日・月の
感覚が失われる

▶P.135

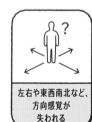

左右や東西南北など、
方向感覚が
失われる

▶P.161

平
情報が
をイ

# 認知症世界の歩き方

## 世界の歩き方

認知症のある人の
頭の中を
のぞいてみたら？

# 五感のトラブル

# PART 2

## 認知症とともに生きるための知恵を学ぶ
# 旅のガイド

はじめに

# とにかく、「本人」の視点で認知症を知ることのできる本を目指しました

認知症のある方の心と身体には、どんな問題が起きているのでしょうか。そして、いつ・どこで・どのような状況で生活のしづらさを感じているのでしょうか。

いざこういうことを調べてみても、これまでに出版された本やインターネットで見つかる情報は、どれも症状を医療従事者や介護者視点の難しい言葉で説明したものばかり。**肝心の「ご本人」の視点から、その気持ちや困りごとがまとめられた情報が、ほとんど見つからないのです。**
この大切な情報が不足していることが原因で、認知症に関する知識やイメージに偏りが生まれ、ご本人と、周りの方の生きづらさにつながっています。

「困っていることはあるのに、
自分の口で言ってもうまく説明できない」
という、ご本人の気持ち。

「本人に何が起きているのかわからないから、
どうしたらいいのかわからない」
という、周りの方が抱える気持ち。

そのすれ違いを、少しでも減らすことができないか。認知症のある方ご本人に起こっていること、ご本人が感じていることをより多くの人に理解してもらいたいというのが、この本をつくった一番の思いです。

# 「認知症のある方が生きている世界」 を、実際に見られるように

　とはいえ、認知症のある方が抱えるトラブルを理解するのは簡単なことではありません。そこでわたしたちは、認知症のあるご本人にインタビューを重ね、「語り」を蓄積することから始めました。その数は約100名にのぼりました。

　それをもとに、認知症のある方が経験する出来事を**「旅のスケッチ」**と**「旅行記」**の形式にまとめ、誰もがわかりやすく身近に感じ、楽しみながら学べるストーリーをつくることにしました。

　それが、「認知症世界の歩き方」です。

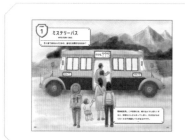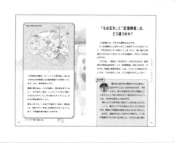

　**乗るとだんだん記憶をなくす「ミステリーバス」、人の顔がわからなくなる「顔無し族の村」**……。ご本人の頭の中では、この世界がどのように見えていて、何に困っているのかが、わかる。つまり、「認知症のある方が生きている世界」をあなたが体験できる13のストーリーです。

# 「認知症」とは、なにか?

　これから始まる、認知症世界の旅を楽しむために、最低限覚えてもらいたいのは、これだけです。

> 認知症とは、
> **「認知機能が働きにくくなったために、生活上の問題が生じ、暮らしづらくなっている状態」のこと。**
>
> そして認知機能とは、
> 「ある対象を目・耳・鼻・舌・肌などの感覚器官でとらえ、それが何であるかを解釈したり、思考・判断したり、計算や言語化したり、記憶に留めたりする働き」のことです。

　例として、「わたしたちが外出先でトイレに入るまで」の過程を見てみましょう。

**STEP 1　視覚での知覚**
歩いて、目で探して、トイレのマークが目に入る → 「マークがある」

**STEP 2　記憶の想起と解釈**
とらえた情報と自分の記憶を照らし合わせ、解釈する → 「ここが男子トイレだ」

**STEP 3　判断と実行**
得た情報から、自分がどう行動するかを判断・実行する → 「よし入ろう」

ある行動に至るまでに、わたしたちはこうしたステップを一瞬で行っています。しかし、認知機能が働きにくくなると、この一連の過程がうまくいかなくなるのです。

# たとえば、「お風呂を嫌がる」のはどうしてなのか？

　「本人が、お風呂に入るのを嫌がって……」。介護をされる方から、よくお聞きする話です。見方によっては「介護への抵抗」と感じられる、その人の「お風呂に入りたくない理由」は１つではなく、実はその背景には、さまざまな認知機能のトラブルがあると考えられます。たとえば、

1．温度感覚のトラブルで、お湯が極度に熱く感じる
2．皮膚感覚のトラブルで、お湯をぬるっと不快に感じる
3．空間認識や身体機能のトラブルで、服の着脱が困難
4．時間認識や記憶のトラブルで、入浴したばかりだと思っている

　単純に、家族に手間をかけさせたくないと思っている、という場合もあるでしょう。
　このように、**お風呂という１つのシーンをとっても、その人が抱える心身機能障害（心と身体の不調・トラブル・誤作動）や生活習慣・住環境によって、なぜ・どんなこと**

**に困難を感じるのかは異なる**のです。

　つまり、認知症を「ひとくくり」にしない。それが、とても大切なことです。

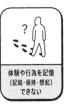 

この本では、認知症による生活の困りごとの背景にあると考えられる心身機能障害を、ご本人の視点から44個にまとめました。13のストーリーの中に左のようなアイコンの形で登場し、困りごとの理由がわかるようになっています。

また、13のストーリーのあとには、ひとつの心身機能障害が、ほかにどのような生活の困りごとの原因になっているのかをまとめました。一見、関係ないように思える困りごとが、実は同じ理由から生じていることが見えてきます。

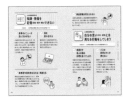

# どうしてそんなことするの……？ 行動の「理由」を知ることが、 本人も介護者もラクにする

　「できること」も「できないこと」も、人それぞれで異なります。

　たとえば、すでに買い置きがあるのに食パンを何度も買ってきてしまう、という日常のちょっとした失敗。でも、食パンを買いすぎるのも、単純に「いつ買ったのか忘れてしまっている」のか、「戸棚の扉を閉めたことによって食

パンが見えなくなったため、その記憶が消えてしまっている」のかなど、原因はさまざまです。

　失敗だけを見ていると「本人に買い物をさせない」と行動を制限するしかないように思えますが、**その背景にある理由がわかれば、対応の仕方は変わります。**

　買い物リストをつくる、ストックは必ず見えるところに置く、そもそも戸棚の扉を外す……。

　こうしたやりとりの中に、「わかってくれない」「わからない」といったすれ違いは起こるものです。

　でも、それを少なくすることができれば、ご本人も周りの方も楽になる場面が増えていくことでしょう。

　ちょっとした工夫だけで、今まで通りの生活を続けることができ、本人の尊厳を守り、認知機能の低下を防ぐことにもつながります。

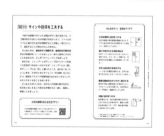

この本の後半部分では、その工夫の手助けとなるよう、「認知症とともに生きるための知恵を学ぶ旅のガイド」として、旅に必要な知恵・心がまえ・ツール・情報をまとめています。

「認知症世界の歩き方」の完成を一番喜んでくださった
のは、だれよりも認知症のある方ご本人でした。

自分の口で言っても
あんまりうまく説明できないし、
相手にもすぐに理解してもらえなかったけど、
これを読んでもらうと
「ああ、こんなことが起きてるんだ」って、
わかってくれる人が多くて嬉しかった。

また、ご家族からは、こんな感想をいただきました。

わたしたち家族が、
彼女に見えている世界を理解し、寄り添い、
彼女と心地よく過ごすためのヒントを
探していたときに、とてもわかりやすく、
世界の見え方を教えてもらえました。

この本だけで、すべてがわかるわけではありません。で
も、認知症のある方にはどんな世界が見えているのかを知
ることで、自分や自分の大切な人にどのようなことが起き
るのかを、より想像できるようになるでしょう。

# 認知症とともに
# 幸せに生きる未来をつくれるように

　認知症は「今のところ」は、医学的に治す方法はない、という事実があります。

　しかし、「本人の視点」から認知症を学び、生活の困りごとの背景にある理由を知ることで、**「どうやって、認知症とともに生きるか」**、つまり、**「付き合い方」**や**「周りの環境」は変える**ことができます。

　付き合い方や周りの環境を変えることで、その困りごと自体が発生しない、ということも起こり得ます。解決する困りごともあるでしょう。

　「病」を診て「症状」に対処する医療・介護視点のアプローチではなく、「人」を見て「生活」をともにつくり直す。

　そんな視点からできるアプローチもあるはずです。


　認知症のある方が生きている世界をもっと自分も知りたい。この超高齢社会の日本に、もっとその世界を想像できる人が増えることで、変わることがあるに違いない。

　認知症とともに、幸せに生きる未来をつくるきっかけになれば。そんな思いで、この本をつくりました。

　**自分と自分の大切な人との生活をともにつくっていく手引き**になれば幸いです。


認知症未来共創ハブ　筧 裕介

あなたは認知症世界を
旅する旅人。

この物語に登場するのは、
架空の主人公でも、
知らないだれかでもなく、
「少し先の未来のあなた」や、
「あなたの大切な家族」です。

認知症世界の旅、
はじまり、はじまり。

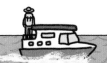

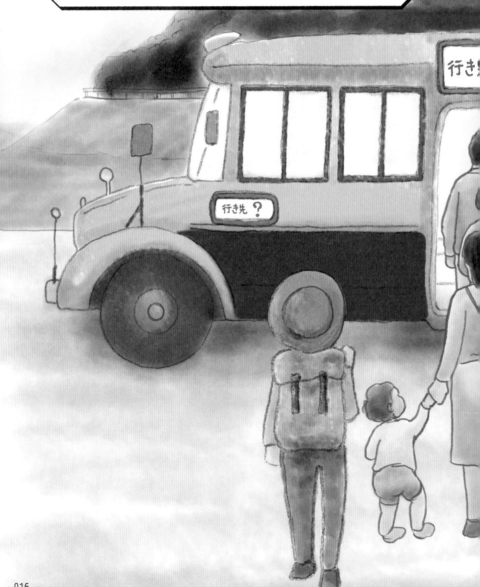

# ミステリーバス

MYSTERY BUS

行くあてのないバスから、あなたは降りられるか？

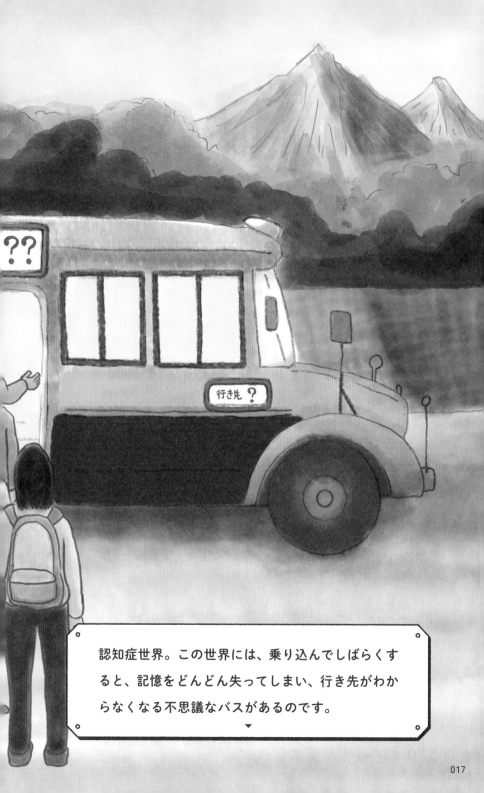

認知症世界。この世界には、乗り込んでしばらくすると、記憶をどんどん失ってしまい、行き先がわからなくなる不思議なバスがあるのです。

▼

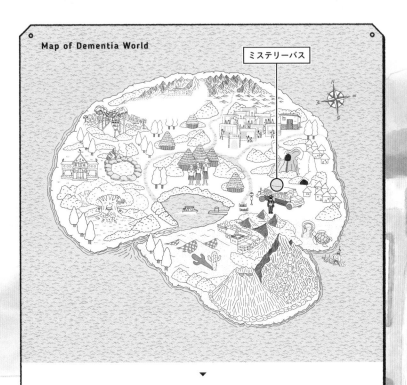

Map of Dementia World

ミステリーバス

この世界の玄関口・ディメンシア港[*]の前に、旅人ならだれもがお世話になる島内周遊バスが停まっています。さぁ、旅の始まりです。

順番に乗り込み、バスが出発し、窓の外を見ていると……たちまち「あれ、ここどこ？」「なんで乗ってるんだっけ？」「どこから来たんだっけ？」と、だれもが首を傾げることに。

実はこのバス、これまでの道のり（過去）、現在地（今）、旅のプラン（未来）が全部わからなくなってしまう、不思議な乗り物だったのです。

* ディメンシア＝英語で「認知症」の意

# 「もの忘れ」と「記憶障害」は、
# どう違うのか？

　人の記憶とは、そもそも曖昧なものです。

　さっき見聞きしたばかりのことを覚えていられなかったり、予定を忘れてすっぽかしてしまったり、使い慣れた単語が口から出てこなかったりする経験は、だれにでもあるはずです。

　これらは、一般的に「もの忘れ」と言われるもの。認知症の代表的な症状の1つに「記憶障害」がありますが、そもそも「記憶に障害がある」とは、どういう状態なのでしょうか？「もの忘れ」とは、どこが違うのでしょうか？

### 旅人の声

　慣れない旅行先で電車やバスに乗ると、自分が今どこにいるのかわからず、不安になり、降りる場所をたびたび確認してしまうことってありませんか？　最近のわたしにとっては、それが日常のことなのです。

　「降りるバス停を通り過ぎてしまわないように……」と、集中してバスに乗るようにしているのですが、頻繁に不思議な体験をするようになりました。

　ある日、通勤のためいつものバス停から、いつもの時間のバスに乗り込みました。もちろん通い慣れ

た経路なので、降りるバス停はよくわかっています。

　会社までは20分程度なのですが、その日は疲れていたのか、バスに揺られているうちに少しぼーっとしてしまいました。

　ふと我に返ったとき、**今、自分はどこにいるか、どこに向かっているのか、どこから来たのか、わからなくなって** (P.028) しまいました。つまり過去も、現在も、未来も、すべての記憶が突然、すっぽりとなくなってしまったのです。

体験や行為を記憶
（記銘・保持・想起）
できない

　「外の風景や建物を見れば思い出すだろう」と思って、窓の外をキョロキョロ見回しますが、何を見てもまったく思い出せません。それどころか、見たこともない初めての場所に来てしまったようです。いったい、このバスはどこに向かっているの……!?

　いくつものバス停を通り過ぎ、周りの乗客も次々と降りていきます。しかし、わたしはどこで降りるべきか最後までわからず、そのままバスは終点まで行ってしまいました。

　終点で親切な運転手さんと話しているうちに、「定期券を持っているはずだ」ということになり、それを見て、ようやく自分の目的地がわかりました。

　それから折り返しのバスに乗り、大幅な遅刻でしたが、なんとか会社にたどりつくことができました。

# 「会社に向かっていた自分」 そのものを忘れる

「降りる場所」だけでなく、そもそも「**会社に向かっていたこと自体**」を忘れていた。これが、記憶障害の特徴です。たとえば、「3月3日18時〜友人と食事をする」と約束した。しかし、その日は朝から仕事で忙しく、**19時に友人からの電話で約束したことを思い出す**。これは「もの忘れ」です。

　一方、**19時に友人から電話を受けても約束したことすら思い出せない**。これが「記憶障害」です。

　一般的なもの忘れは、「覚えていたときの自分」を思い出すことができます。しかし、記憶障害の場合は、「自分が考えていた・行動した」こと自体を忘れてしまうことが多いようです。

　自分の手帳に予定が書き込まれていても、約束したことも書き込んだことも思い出せないので、その予定が本当なのか確証を持てない、などということも起こります。

## 旅人の声

妻と一緒にバスに乗っていたとき、運転手さんが「次は、浅草〜浅草〜。次は浅草に停まります」と、3回もわたしが降りるはずの行き先をアナウンスしました。「ふ〜

ん、次は浅草か」とは思ったのですが、**まさか自分が降りるバス停だとはまったく気がつきません** (P.030) でした。このときは、妻が降車ボタンを押してくれたので特に問題はありませんでしたが。

知識・情報を記憶
（記銘・保持・想起）
できない

そうそう、その後１人で乗ったときには降りそこねないように……と、１つひとつバス停を確認しながら乗っていました。そのおかげか、道中忘れることもなく順調な道のりでした。

そして、いよいよ次がわたしの降りるバス停。「よし！ 降りるぞ！」と意気込んで、バスの降車ボタンを押そうとしました。……ところが、**なぜか自分の手が、目の前に見えているボタンに向かって伸びていかない** (P.031) のです。頭ではボタンを押そうとしているのに。魔法にかけられたように……まさにミステリー。

自分の思い
（考え・意図）とは異なる
行動をしてしまう

結局、ボタンは押せないまま、無情にもわたしの目の前をバス停が過ぎ去っていきました。

「降りる場所を絶対に忘れまい」という緊張感で脳が疲れ切ってしまい、「ボタンを押す」という指令が、手にまで届かなかったのかもしれません。

そんな、なんとももどかしい思いをして以来、わたしは乗るバス停と降りるバス停を書いたメモをパスケースに入れ、首からかけて通勤することにしました。そこには、「認知症のため、困っているときは手助けをお願いしたい」ということも書きました。

今では、行き先がわからなくなったときには、まず自分でパスケースを見て、行き先を確認します。それでもわからないときには、メモを見せながら「ここまで行きたいのですが」と周囲の人に尋ねます。

　すると「それならあと、2つ先ですよ」などと教えてくださり、そのあと「次のバス停ですよ」と言って、降車ボタンまで押してくれる人もいます。

　ちょっと人見知りなわたしでも、メモを見せながら話すと声をかけやすいですし、だれも変な目で見ることはなく、親切に教えてくれます。

# バスや電車から
# 降りられなくなる理由

　バスや電車から降りられなくなる背景には、思い出すという「記憶のプロセス」のどこかに問題を抱えていることが考えられます。**記憶に障害がある＝「記憶のプロセスに障害がある」**ということなのです。

　では、記憶とは、どのような仕組みなのでしょうか？ わかりやすく、学校のテスト勉強で考えてみましょう。科目は日本史です。

　「卑弥呼＝邪馬台国の女王」。

　わたしたちは、こうした知識・情報を頭の中に取り込み

（記銘）、その知識をテストまで蓄え（保持）、テストでその問題が出たときに取り出して（想起）、解答します。

　この記銘 → 保持 → 想起の一連のプロセスのことを「記憶」と呼びます。

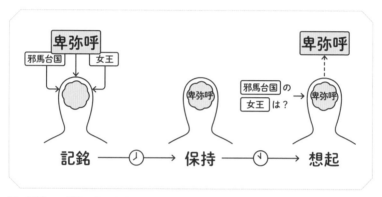

図　記憶ってどういうこと？

　バスや電車から降りられなくなってしまうのは、このプロセスの一部、もしくは複数の部分に、以下のようなトラブルを抱えるためです。

　1つ目は、**行き先の情報がきっちり「記銘」できていないトラブル**です。目で見たり耳で聞いたりしても、情報が頭を通り抜けてしまったり、自分が記憶できるかたちに変換できず、頭の中に入らなかったりするのです。

　電話で「しんじゅくで待ち合わせ」と聞いたとき、多くの人は、「しんじゅく＝新宿＝山手線の駅周辺にある繁華街」という意味を持つ情報に変換します。これができなければ、ただの音の並びでしかないのでうまく頭の中に入りません。

　さらに、「新宿＝待ち合わせ場所」という情報も、ともに

記銘される必要があります。「新宿」だけ覚えていても、それが何の情報なのかわからないと使うことができないからです。

2つ目は、**必要な情報を「保持」できていないトラブル**です。バスの路線番号や駅の出口の数字って、一度覚えたと思ってもすぐに忘れてしまいますよね。そんな感覚です。

3つ目は、**きっかけがあっても情報を「想起」できないトラブル**です。保持された記憶を想起するには、何かのきっかけが必要です。バス停の名前がわからなくなっても、車内アナウンスを聞くと思い出すことってありますよね。

しかし、「『ふ〜ん、次は浅草か』とは思ったのですが、まさか自分が降りるバス停だとはまったく気がつきませんでした」というエピソードが示すように、認知機能の障害により、その仕組みが正常に機能しないことがあります。

最後は、**記銘 → 保持 → 想起の一連の流れの後の「行動」のトラブル**によるものです。「降りる場所はわかっているのに、なぜか自分の腕がボタンに向かって伸びていかない」というエピソードのように、考えや意思の通りに身体を動かすことが難しい場合があります。

旅人の声

単に「忘れっぽい」では片づけられない出来事は、移動中だけでなく、実は日常的に起こります。

ある日、夕飯の準備をしようとしたときのこと。今日は何をつくろうかと冷蔵庫を開けました。する

と、ひき肉があったので「これを使おう」と思ったのですが、**まったくメニューが思いつかない**（P.030）のです。もともと料理好きだったこともあって、レパートリーは、ハンバーグや麻婆豆腐など、いろいろあるはずなのに……。このときは、頭に何ひとつ料理が浮かんでこなかったのです。

○月×日
10:00

知識・情報を記憶
（記銘・保持・想起）
できない

# 知っているはずのメニューが
# 思い出せなくなる理由

　これまでにつくったことがある料理の情報は、脳の中のどこかにおそらく保持されてはいるでしょう。しかし記憶は、**書店の本棚のように見つけやすくジャンル分けされているわけではありません。**

　いつもなら、冷蔵庫を開けて目にした「ひき肉」という検索ワードをきっかけに「ハンバーグ」や「麻婆豆腐」という情報を想起できるのですが、認知機能の障害により、**検索ワードと欲しい情報を結びつけることが困難になり、メニューが思い出せなくなる**のです。

　一方で、「ひき肉」を見て思い出せなくても、手でこねているうちに肉の手触り（触覚）・匂い（嗅覚）がきっかけとなって、「ハンバーグ」や「ミートソーススパゲティ」、「そぼ

ろ丼」といった料理を想起できることもあります。

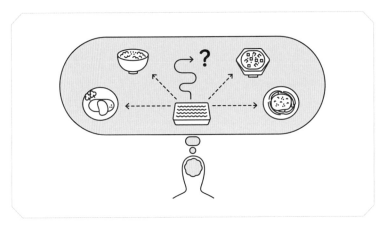

図　頭の中にある欲しい情報と結びつかない

　つまり、「知っているはずのメニューが思い出せなくなる」「バスや電車から降りられなくなる」**どちらの困りごとの背景にも、「知識・情報あるいは体験や行為を記憶（記銘・保持・想起）できない」という同じ記憶の障害がある**のです。

　次ページには、このストーリー内にアイコンの形で登場した「心身機能障害」と、その障害が原因と考えられる生活の困りごとを一覧にしてまとめています。ご自身や家族、周囲の方の困りごと・生活環境を振り返る参考にしてみてください。

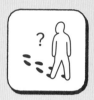

心身機能障害 01

# 体験や行為を
# 記憶（記銘・保持・想起）できない

## ☑ 火をつけたことを忘れてしまう

コンロで湯を沸かしていたのを忘れて、吹きこぼしてしまった。居間にいたらヤカンの音が聞こえてきたので慌てて火を止めたが、自分で火にかけたことをまったく思い出せなかった。

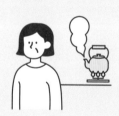

## ☑ 洗濯・料理していることを忘れる

自分で洗濯機を回したのに、終了音が鳴っても「何の音？」と思ってしまう。翌朝、洗濯機を開けるとしわしわに乾いた洗濯物があり、昨日洗濯していたのだと知った。

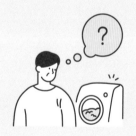

## ☑ お金を引き出したことを忘れる

自分の口座からお金を引き出したことを忘れ、翌日、通帳を見ても身に覚えのない出金があると勘違いする。不審に思い、家族が引き出したのではないかと疑ってしまうことも。

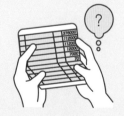

## ✅ 自分が注文したことを覚えていない

自分宛の荷物が家に配送されたが、開けてみても何の荷物なのかわからなかった。通販で購入したようだが、買ったことを覚えていない。

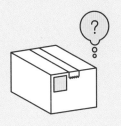

## ✅ 何度も同じ話をする

同居している家族や友人に何度も同じ話をしてしまう。昔、楽しく過ごした思い出や仕事でバリバリ活躍した話などは、特に繰り返すことが多く、1日に何度も話してしまうことも。

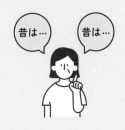

## ✅ 完了した仕事がどれかわからない

自分でやり終えた仕事や処理した書類がどれなのかわからなくなり、これからやるべき仕事との区別がつかない。完了したものに印をつけても、やった記憶がないので不安になる。

心身機能障害 02

# 知識・情報を
# 記憶（記銘・保持・想起）できない

**CHECK** | この障害が原因と考えられる生活の困りごと

## ☑ 食事のメニューが 思い浮かばない

ひき肉で何か作ろうとしたが、何も思いつかない。翌日、麻婆豆腐は思い浮かんだが、他の料理はまったく思い浮かばなかった。食材を見て、数日分の献立を考えることも難しい。

## ☑ 薬を 飲み忘れる

薬を飲むこと自体を忘れてしまい、目の前に薬があっても自分が飲まなければならない薬だとは思わない。

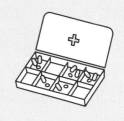

## ☑ 降車駅や目的地を忘れる・間違える

家を出た途端に行き先を忘れたり、乗車中に降車駅を忘れて乗り過ごしたりする。また、降車駅だと思い込んで間違えて降りる。いつもの駅で降りたのに初めて来たような違和感を持つことも。

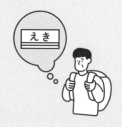

## ✓ 商品情報が覚えられない

仕事で必要な新しい商品情報を何度見ても
覚えられず、自分で書いたメモを見返して
も、何のことなのかさっぱりわからなく
なってしまう。

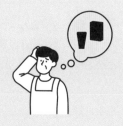

---

心身機能障害 03

# 自分の思い（考え・意図）とは
# 異なる行動をしてしまう

CHECK | この障害が原因と考えられる生活の困りごと

## ✓ 意図せず 他人の皿の 料理を食べてしまう

空腹で目の前に好物があると、
他人のものであっても知らぬ間
に手が伸び、つい口に運んでし
まう。注意されてはっとするが、
自分でもなぜ食べたのか説明で
きない。

## ✓ バスの 降車ボタンが 押せない

乗車中、降りるバス停を覚えて
いても降車ボタンが押せないこ
とがある。前もって手を動かそ
うと強く意識しないと押せな
かったり、逆に意識しすぎて手
が動かないことも。

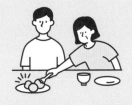

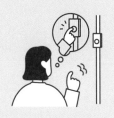

# STORY 2

## ホワイトアウト渓谷
### WHITEOUT VALLEY

霧に消える絶景を脳裏に焼き付けられるか！

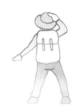

認知症世界。この世界には、深い霧と吹雪が、視界とともにその記憶まで真っ白に消し去ってしまう、幻の渓谷があるのです。

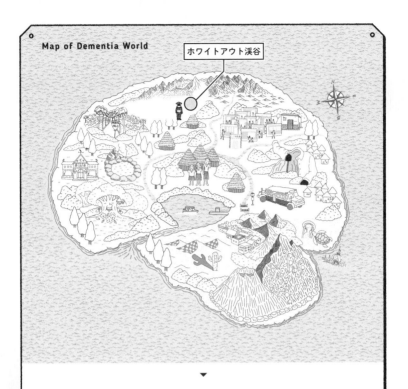

旅の最初に行き着いたところ、そこは世界遺産・ホワイトアウト渓谷。晴れた日には、季節折々の絶景が広がります。しかし、この地の天候は不安定です。ひとたび天気が崩れれば、あっという間に濃い霧がかかり、横殴りの雪が吹き荒れ、目の前が真っ白に染まります。それと同時に、目に焼き付けたはずの絶景の記憶も、跡形もなく消え去ってしまうというのです。

……それが、この地が人々に「幻の渓谷」と呼ばれる理由なのです。

# 「目」と「記憶」には、驚くほど密接な関係がある

わたしたちは想像以上に、目に頼って生きています。

高級ブランドの瓶に入っていれば、安物のワインも最上級の味に変わります。やらなければならないことも、どこかにメモしておかなければ、ついつい忘れてしまいます。お気に入りの服も一度クローゼットの奥にしまうと、その存在を忘れて長年着そびれてしまうなんてことも。

視覚と人の認知、そして記憶には、密接な関係があるのです。戸棚、扉、冷蔵庫……実は、小さなホワイトアウト渓谷は、日常の隅々に存在します。

旅人の声

その日は、買い物中にトイレットペーパーが切れていたことを思い出し、購入して帰ったのですが……。

家に戻ったところ、トイレの上にある収納棚にトイレットペーパーがぎっしり！「あれ？」「こんなにたくさんあったの？」「だれがいつ買ったんだろう……？」と、わたしにはまったく身に覚えがありません。

「夫が買ったのだ」と思い文句を言うと、そんなことはなく、なんと「先週もその前の週もわたしがト

イレットペーパーを買っていた」と言うのです。信じられないことに、どうも本当にわたしが勘違いをして、何度も買ってしまっていたようなのです。

棚の戸を開けるたびに大量のトイレットペーパーを目にしてはいるのですが、**戸を閉じて視界から消えると、記憶からも存在が消えてしまう** (P.042) ようです。

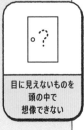

目に見えないものを
頭の中で
想像できない

# トイレットペーパーを
# 何度も買ってきてしまう理由

すでに買ってあるものを何度も買ってきてしまうという行為には、さまざまな理由があるようです。

1つ目は、単純に**自分で買ったという行為を忘れてしまう**（記銘・保持・想起できない）という記憶の問題です。(P.016「ミステリーバス」)

2つ目は、昔からの**定期的な習慣になっている**ことや、**特別な思い入れ・愛着**（逆に苦労）があることの場合、その**行為をしよう・しなければならないという強い思いが頻繁に想起されてしまう**ということがあるようです。「トイレットペーパーが切れてすごく困ったことがある」という経験から、その記憶がたびたび呼び戻されてしまうというのが

その一例です。（P.044「アルキタイヒルズ」）

　３つ目が、今回のお話の中心である、**視覚情報への依存**によるものです。認知機能の障害により、**「目の前に見えないもの＝存在しないもの」**とされることがあります。

　棚に積まれたトイレットペーパーを見ているときは「十分ある」と思えても、扉を閉めた途端にその存在が記憶から消えてなくなってしまうのです。本人にとっては「無いもの」になっているわけですから、**何度も購入しているという感覚はありません。いつも通り、なくなったものを買い足しているだけ**なのです。

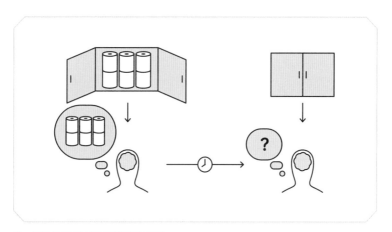

図　目に見えないものは存在しない

**旅人の声**

　似たような出来事は、事務を担当している職場でも起きました。
　昨日までのデータ入力作業の続きをしようと、パソコンを開きました。しかし、使ってい

たファイルが見当たりません。デスクトップにいくつかフォルダは並んでいるのですが、その**中に何が入っているか想像することがまったくできない**（P.042）のです。そんなことは初めてで、わたしは青くなってしまいました。片っ端からすべてのフォルダを開いて、データを見て、ようやく目的のファイルを見つけることができました。しかし、今度は**紙の資料を見てパソコンにデータを入力しようとすると、確認したばかりの数値が思い出せません。**（P.042）何度も資料と入力画面を目で行き来しないと、どうにも作業が進みません。

目に見えないものを
頭の中で
想像できない

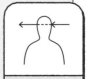

見聞きしたこと・
考えたことが瞬時に
記憶から消え去る

　その後、なんとか１日の仕事を終えて、買い物をして帰宅しました。そして、冷蔵庫に買ったばかりのお肉や野菜をしまって、扉を閉じたそのときです。不思議なことに、**一瞬にして、今、自分が冷蔵庫に何を入れたのか、何が入っているのかわからなくなってしまった**（P.042）のです。今この手で、食材をしまったはずなのに……。仕方なく、もう一度冷蔵庫を開けて、夕食を作るために何があるのかを確かめなければなりませんでした。

　実は最近ほかにも、扉を開けないと何があるのかわからずに困ることが何度もありました。

　夜、トイレに行きたくなって目を覚まし、廊下を歩いていたのですが、**トイレの場所がどこかわから**

**なくなって** (P.042) しまいました。見慣れた場所なのに、どの扉を見ても「この扉の向こう側には何があるのか」がイメージできなかったのです。1つずつバタバタと扉を開けては確かめ、ようやくトイレにたどり着きました。

　料理中は、食器を取り出すのもひと苦労です。**戸が閉まった食器棚を見ても、どこにどんな食器が入っているのか見当がつかない** (P.042) からです。食事のたびにすべての戸棚を開け閉めしなければならず、最終的には、いつも水切りかごに出ている同じ食器ばかりを使うようになっていました。しかし、この悩みは、戸棚をガラス張りで中が見えるものに新調したら、不思議とすっかりなくなったのです。

　買い物のときも、「何を買う必要があったかな？」と思い出すことをやめ、日頃から家にあるものを使い切ったときにすぐにメモして「ないものリスト」を作ることにしました。台所にメモ用紙を置いておき、調味料がなくなったときにはすぐにメモします。買い物に行くときには、必ずそのリストを持っていきます。すると、以前のように同じものを買ってしまうことも少なくなりました。

# 冷蔵庫に何が入っているのか わからなくなる理由

・パソコンのフォルダ内のファイルがイメージできない
・閉めた途端に冷蔵庫の中身がわからなくなる
・扉の向こうが何の部屋かわからない
・食器棚の中に何が入っているか想像できない

　実は、**これらはすべて同じ理由によるもの**です。

　フォルダも、冷蔵庫も、扉も食器棚も、開ければ中にあるものを認識できますが、閉じて見えなくなった途端に、存在しないものになってしまうのです。

　もちろん、もう一度開ければ、そこに存在するものとして認識されます。ですから、認知症とともに生きる世界では、視界を遮断しない生活空間づくりが大切です。

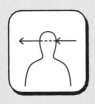

心身機能障害 04

# 見聞きしたこと・考えたことが瞬時に記憶から消え去る

CHECK | この障害が原因と考えられる生活の困りごと

## ☑ 会計の金額を覚えていられない

店員さんに金額を伝えられたり、レジの表示を見て確認したりしても、財布に目線を落とした瞬間に忘れてしまうので、何度も繰り返し見て確認しなければならない。

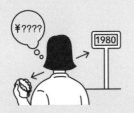

## ☑ 聞いたことをあっという間に忘れる

電話で話した待ち合わせ日時・場所が頭にまったく残らない。メモをしたくても、「聞く」と「書く」を同時にできない。文章が残るメールの方が助かる。

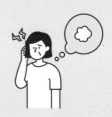

## ☑ テレビで見た内容が頭に入らない・残らない

ドラマや映画を見ても、見たそばから話を忘れてしまうので、ストーリーについていけない。人物や場所の名前も覚えられない。シーンが変わると、何の話なのかさっぱりわからなくなる。

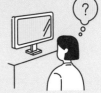

## ☑ データ入力が難しい

1字1字慎重に見ないと、文字や数字をパソコンに打ち込むことができない。視線を手元の資料と入力画面に行き来させることが難しく、数字を忘れたり、二重に入力したりしてしまう。

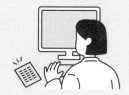

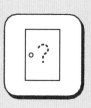

心身機能障害 05

# 目に見えないものを
# 頭の中で
# 想像できない

**CHECK** | この障害が原因と考えられる生活の困りごと

## ☑ 服をしまった場所がわからない

いつもの場所にしまっても、戸が閉まっていて見えないと、どこにどの服があるのかわからない。見つかるまであらゆる戸を開け閉めして探すことになる。

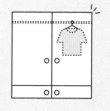

## ☑ 冷蔵庫に何が入っているのかわからない

食材を入れて扉を閉めた途端、中に何が入っているのかわからなくなり、何度も開けて中身を確認する。戸棚から調味料や食器を探すのもひと苦労。

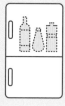

## ✓ 食器を洗って、適切な場所にしまうのが難しい

食器を洗い、片付けようとしてもどこにしまえばいいのかわからない。水切りかごにある食器から乾いているものは片付け、洗ったものを新たにかごに置くなどの判断が難しい。

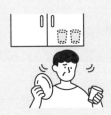

## ✓ トイレのドアがどれかわからない

自宅でも、ドアの先が何の部屋であるかを忘れて、トイレの場所がわからなくなる。似た扉ばかりだとさらに混乱し、すべての扉を開けて中を確認しなければトイレにたどり着けない。

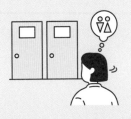

## ✓ 通帳・印鑑など、貴重品をしまった場所を忘れる

貴重品を引き出しにしまうと、どこにあるのかわからなくなる。家中の引き出しを開けて中身を見なければ探せない。見つからないとなくしたと思い、通帳などは何度も再発行することになる。

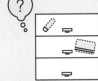

## ✓ 自分が買い物したことを忘れ、何度も買ってしまう

トイレットペーパーがないと思い買って帰ると、山積みになるほどの買い置きが。家にあるものを覚えていられず、買ったことやもらったことも忘れるため、物がどんどん増えていく。

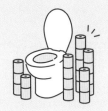

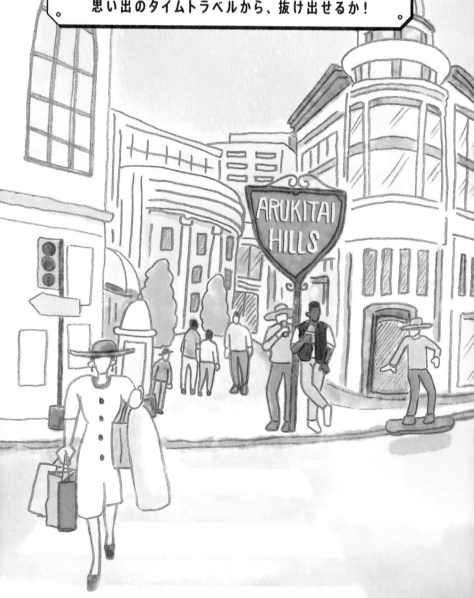

# STORY 3

## アルキタイヒルズ

### WANNA WALK HILLS

思い出のタイムトラベルから、抜け出せるか！

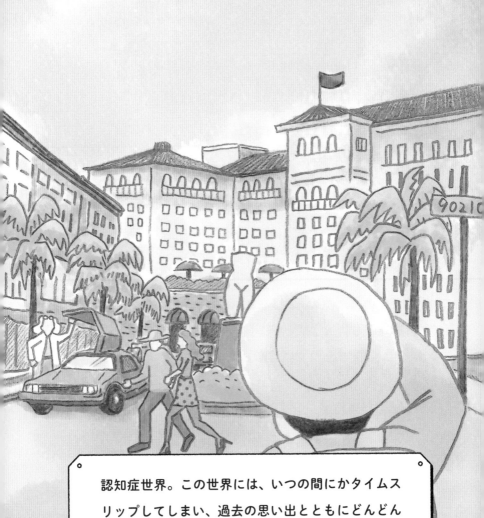

認知症世界。この世界には、いつの間にかタイムス
リップしてしまい、過去の思い出とともにどんどん
歩みを進めたくなる不思議な街があるのです。

▼

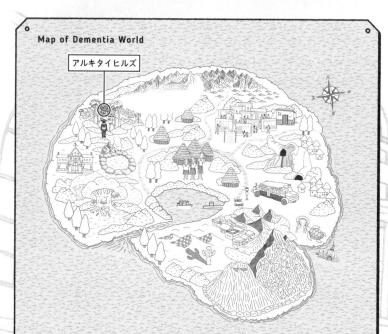

Map of Dementia World

アルキタイヒルズ

小高い丘に広がる高級住宅街・アルキタイヒルズ。不思議なことに、ここを訪れただれもが「懐かしいなあ」という言葉を口にします。実はこの街を歩いていると、それぞれの忘れがたい思い出が次々と、ひとりでに呼び起こされるのです。

現役刑事だった頃、一晩中張り込みした記憶。絶世の美女との夢のような1日。友人の科学者が発明した空飛ぶスケートボードで飛び回った思い出……。昔の記憶があたかも今、起きているかのように感じられ、夢中で当時と同じ行動をとってしまうのです。

# 懐かしい気分になるだけでなく、本当にタイムスリップしてしまう

　たとえば、久しぶりに地元へ帰省した際。散歩をしていると、「ここは幼馴染とよく遊んだ公園、あっちは学校終わりに通った店だな……」と、街の風景と自分の記憶を結びつけることってありますよね。

　懐かしい思い出に浸る時間は、なんとも心地よく、安らげるもので、ちょっとしたタイムトラベルを楽しんでいるような気分になります。人の記憶はふとしたことで生々しく蘇り、感情や行動に強く働きかけるのですが、もし過去と現在の区別がつかなくなったとしたら……？

旅人の声

　今朝、目が覚めると「おっと遅刻遅刻。早く会社に行かなければ」と思い、**10年前まで勤めていた会社に足が向かい** (P.056) ました。その……わたしはすでに会社を退職しているのに、です。

　バスに乗り遅れまいと急いで歩いたのですが、歩いている途中に結局、**自分がどこに向かっていたのか、なぜ歩いているのか忘れて** (P.028) しまいました。

過去

完了済みの経験や事象を現在進行中のものだと思い違える

？

体験や行為を記憶（記銘・保持・想起）できない

困ったわたしは、「家に帰らなければ」と思ったのですが、手ぶらで出てきてしまったし、帰る道もわからなくなってしまったしで、途方にくれてしまいました。だって「わたしの家はどこですか？」なんて、恥ずかしくて人には聞けません。

　とにかく「見慣れた景色が見つかるかもしれない」と考え、歩き回っていたところ、ご近所の方と出くわし、無事に自宅まで帰ることができました。

　こんなふうに、最近はまるでタイムスリップするかのように突然、昔の自分に戻ってしまい、「どうしても出かけなければ」という気持ちで、玄関の扉を開けて出かけることがよくあります。

　朝だけではありません。昼食を済ますと、今度は「そろそろ夕飯の買い物に行かなくては」と思い、商店街に歩いていきました。

　実は、近くに住む娘が毎日家まで夕飯を届けてくれるので、わたしが買い物に行く必要はないのですが、今でもこの時間帯になると、娘と息子のために夕飯の準備をしなければと思い、毎日、商店街に足が向かってしまう(P.056)のです。

過去

完了済みの経験や事象を現在進行中のものだと思い違える

　なにより、商店街の店主や、ばったり出会うご近所さんとのちょっとした立ち話がわたしの長年の楽しみだったせいでもあるのでしょう。

　はじめに、お肉屋さんが「今日はこのお肉がお買い得だよ！」と教えてくれます。次に魚屋さんでは

旬の魚を教えてもらい、「今日は秋刀魚にしようかしら」と夕飯の話をします。郵便局では、窓口の人とちょっとした世間話をして、八百屋さんではご近所さんも集まって子どもの話をしたりして。そうして家に帰ってくるのです。買い物をしたあともなぜか手ぶらですが、そんなこと、わたしにはどうでもいいような気がします。

　だって、商店街の人たちは、みんなわたしのことをよく知っていて、いつもわたしを喜んで迎えてくれるのです。それは、とても楽しく、気持ちの安らぐ大切なひとときなのです。

　こんなふうに、わたしは時々タイムスリップをしながら、その時代の中をわたしらしく歩いています。

　家族からは怒られるのですが、子育て中の思い出の中にいるわたしは、気分も20代のように軽やかで、今よりずっと元気です。ほかの人にはなかなかわかってもらえませんが、わたしには、わたしの大事な用事や大切な思い出があって、そのために１人で出かけています。

　ただ、その理由を聞かれたときには、「あれ、なんで歩いていたんだっけ？」とわたし自身が忘れてしまうので、うまくほかの人に話せないのが残念……。たまには、家族と一緒に昔話でもしながら散歩したい気持ちもあるのですが。

# 無目的に歩き回っている ように見える理由

「認知症の方が徘徊するので困っている」という話をよく聞きます。しかし、**認知症のある方はあてもなく歩き回っているわけではありません。家の外に出るには、必ずなんらかの理由がある**のです。

それは、仕事に行く、だれかに会いに行く、買い物に行く、音楽や演劇を鑑賞しに行くなど、それぞれです。そして、その行動は、過去の思い出や習慣に基づいていることが大半です。

「仕事を辞めた今でも仕事のことに執着している、こだわっている」という声もよく聞きます。**しかし、10年以上前に退職していたとしても、本人の中では過去の記憶が今まさに呼び起こされているので、毎日出勤するのは当たり前**のことなのです。

そう、本人にとっては真実を言っているだけ。

ただ、明確な意図を持って歩きはじめていても、途中で自分はなぜ外に出たのか、どこに向かっていたのか忘れてしまうことがあります。そのため、外出の理由を説明できなかったり、戸惑ってしまったりすることも多く、周りの人から見ると、あてもなく歩いているように見えてしまうこともあるのです。

旅人の声

夜、時計の針が22時を回った頃、突然「そろそろ家に帰らないと」と思ったので、支度を始めました。パジャマの上からコートを羽織り、バッグに財布やスマートフォンを入れて、「そろそろ、お暇しますね」とその家の主人に言いました。するとなぜか、その人はいきなり怒り出し、「何言ってるんだ、ここがあなたの家でしょう！」と腕を掴んできたのです。**ここはわたしの家ではないし**(P.057)、何がなんだかわからず、怖ろしくなってしまいました。**その男は息子だったのですが、そのときのわたしには、そうは見えなかった**(P.085)のです。

だって息子は、可愛くて思いやりの深い子なのに、目の前にいた男は、鬼のような顔でわたしを叱り続けていたのですから。

誤りや事実でないことを正しいこと・事実と思い込んでしまう

人の顔を正しく認識できない

# 自分の家を他人の家だと思ってしまう理由

この出来事には、いくつかの理由が考えられます。

まず、**過去に住んでいた自宅の記憶が強く想起されて、**

現在の自宅の記憶にオーバーラップしてしまうため。自分の家ではないところにいる → 夜になったのだから自分の家に帰ろう、とシンプルに思ってしまうのです。

　もう１つ、**空間や人の顔などを認識する機能に障害が起き、その場所を自宅だとわからなくなっているため**ということもあります。(P.076「顔無し族の村」)

　また、病気の進行への不安・孤独感・家族との関係が良好でないことからの**ストレスが、「落ち着くことのできる自宅に帰りたい」という気持ちを誘発している**ということもあります。どれか１つというよりも、いくつかの要因の積み重ねによることが大半です。

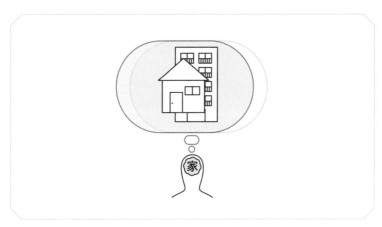

図　過去の自宅＞現在の自宅

翌日も、息子と大ゲンカをしたんです。だって、**わたしだけ家に置いて、息子夫婦と子どもたちだけでデパートに出かけた** (P.057) んです。いつもなら「一緒にいく？」と誘ってくれるのに、仲間外れにされた気分になりました。息子は、「わたしへの誕生日プレゼントを探しにいったんだ」と言っていましたが、そんなの嘘に決まっています。

見聞きした話・情報を否定的に解釈してしまう

またその翌日、スーパーで会計をしようとすると、財布の中にあったはずのお金がほとんどありませんでした。

家に帰って、息子に「現金がないんだけど知らない？」と尋ねたのですが、昨日の一件があったからなのか、息子は「そんなの知らない」とそっけない一言。そこでわたしは、**「こんなにわたしが困っているのに一緒に探してもくれないなんて、きっと息子がお金を盗んだに違いない！」と確信しました** (P.057)。

誤りや事実でないことを正しいこと・事実と思い込んでしまう

「そんなこと言って！　あなたがわたしの財布からお金を盗ったんでしょ！」と言ってもシラを切るばかり。ますます怪しい。もう怒りがこみ上げてきて、このあとは大ゲンカです。以前は、息子とも仲が良く、ケンカなんてほとんどしなかったのですが……。

なんだか最近は**ちょっとしたことでイラ**
**イラしたり、急に気分が落ち込んだりして**
**しまう** (P.059) ことがよくあります。どう
も自分の思い通りに気持ちがコントロール
できないので、なるべく疲れやストレスを
溜めないように気をつけています。

うつ・
不安状態・
怒りっぽくなる

# 大切なモノやお金が
# 盗まれたと思ってしまう理由

　自分の大切なモノが、あるはずの場所になかったら。だ
れかのことを疑ってしまうことは、認知症のあるなしにか
かわらず、だれにでもあるのではないでしょうか。

　本人がお金を使ってしまって財布が空になっていたとし
ても、その買い物の記憶が保持されていなければ、当然「お
金は財布の中にあるはずだ」と思ってしまいます。経緯を
知っている周囲からすると、おかしなことや嘘を言ってい
るように思えるかもしれませんが、**本人の記憶の中では正**
**しいことを言っている**のです。

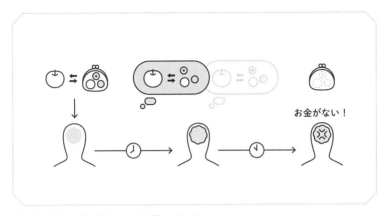

図　本人としては、正しいことを言っている

　そして、**正しいと思っていることを、「嘘をついている」「間違っている」などと頭ごなしに非難されてしまうと、ど**う思うでしょうか？　つい感情的になってしまうのも、わかりますよね。

　感情を抑えることが難しい、思ったことをそのまま口走る、衝動的に行動に移してしまうなどの症状には認知症が影響していることもあります。しかし、原因はそれだけではなく、人間関係のトラブルによることも多いようです。

　また、つじつまが合わない出来事に直面した際、**自分が納得できる理由をつくりあげてしまう**ことが多いようです。

　お財布の中にあるはずのお金がない → 自分は最近使った覚えがない → **だれかが盗んだ以外に考えられない**などと考えてしまう。これも決して嘘を言っているわけでも、不条理に怒っているわけでもないのです。

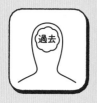

心身機能障害 06

# 完了済みの経験や事象を現在進行中のものだと思い違える

## ☑ 無関係な話を長時間、何度もしてしまう

会話中、関係ない話に飛んでしまう。自分の中では関係あると思って話すのだが、周りの人からは「話の流れがわからない」と言われる。

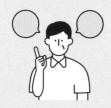

## ☑ 退職した会社に行こうとするなど、目的なく歩き回ってしまう

何年も前に退職したのに、今でも会社に行っていると思い込み、毎朝、出勤時間に家を出てしまう。また、歩いているうちに目的を忘れてしまう。

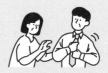

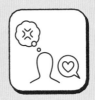

心身機能障害 07

# 見聞きした話・情報を
# 否定的に解釈してしまう

## ☑ 仲間はずれにされたと思う・
## 疎外感を感じる

家族が自分を置いて買い物に行くと、仲間はずれ
にされたと感じる。後に、「わたしの誕生日プレ
ゼントを買いに行っていた」と聞いたが、そんな
の絶対に嘘で、邪魔に感じているとしか思えない。

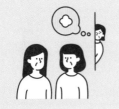

心身機能障害 08

# 誤りや事実でないことを
# 正しいこと・事実と
# 思い込んでしまう

## ☑ お金を盗まれたと思い込む

自分で出金したのに、通帳の記録を見ても身
に覚えがなく、だれかに盗まれたと思い込ん
でしまう。財布が見当たらないと、だれかが
盗んだのだと思って、身近な人を疑い問いた
だしてしまうことがある。

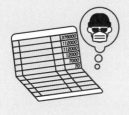

### ☑ 異なる場所を自宅と思い込む

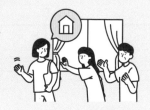

自宅にいるのに「ここは他人の家だ」と思い、家を出て、自分の家に帰ろうとする。家族と話していても突然帰ろうとしたり、家族のことを他人と思い込んだりすることもある。

### ☑ 家族や友人をまったく別人と思い込む

息子のことをまったく知らない男の人だと思ったり、自分の親友を夫の知り合いだと思い込んだりする。これまでの思い出を話されても、自分のことのように感じられず、関係を思い出せない。

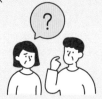

### ☑ 不要な物を必要だと思い、散財してしまう

テレビショッピングの商品や他人に勧められた品など、勧められるがまま自分にも必ず必要だと思い、高額でもためらわず購入してしまう。そのとき、財産の心配などが頭をよぎらない。

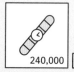

240,000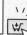

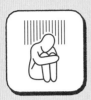

# うつ・不安状態・怒りっぽくなる

**CHECK** | この障害が原因と考えられる生活の困りごと

## ☑ だれかが自分に対して 危害を加えると思い込む

息子のお嫁さんやご近所の人が自分のこと
をいじめてくると思い込み、ひどい言葉を
言ったり、避けたりしてしまう。今まで一
度もそんなことをされたことがないのだが、
そう思えてならない。

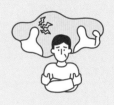

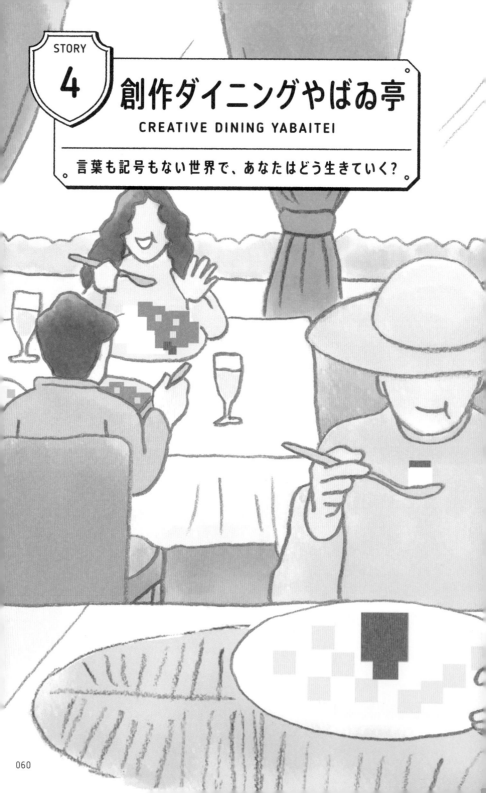

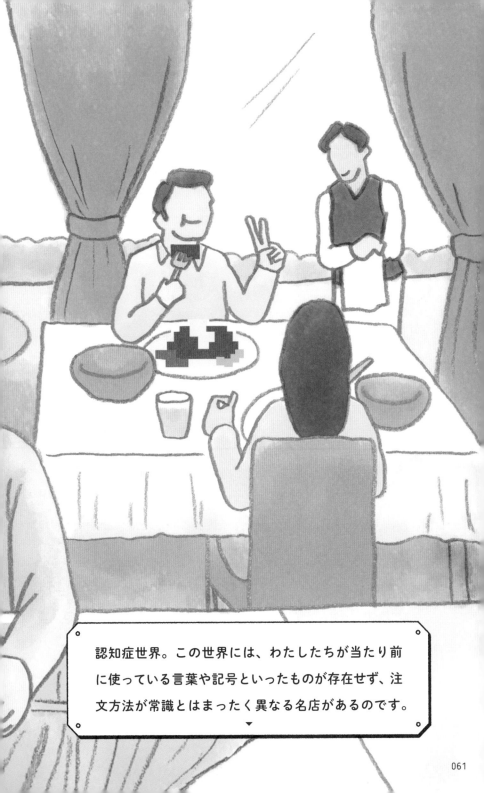

認知症世界。この世界には、わたしたちが当たり前に使っている言葉や記号といったものが存在せず、注文方法が常識とはまったく異なる名店があるのです。

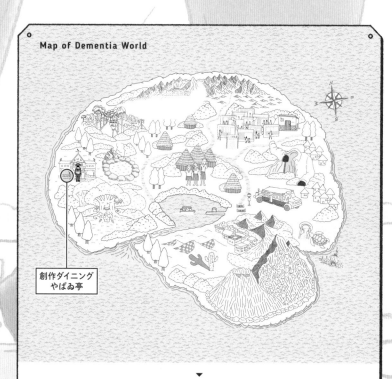

創作ダイニング
やばゐ亭

ここは、知る人ぞ知るレストラン。この店では、料理の名前を表す言葉が存在しないため、みんな「あれ！」「それ！」と言って注文します。そして、出てくる料理は、和食とも中華ともフレンチとも言いがたい、なんとも表現できないもの。

また、味を表す言葉は「やばゐ！」の一言。どんな料理を食べても、みんな口々に「やばゐ！」と満面の笑みで話しています。わたしも食べてみると、「やばゐ！」以外の言葉が頭にまったく浮かびません。まさに筆舌に尽くしがたい体験です。

# 生活から言葉や記号が消えるって
# こんなに不便だったのか！

　わたしたちは、**あらゆるモノ・コトに対して言語という記号をつけ、他者と共有することで、コミュニケーションをとっています。**

　たとえば、言葉を覚えたての幼児にとって、自動車は「ブーブー」ですが、大きくなるにつれて「車」、「自動車」と呼び方は変化していきますよね。

　次第に自動車の中でも、自家用車・消防車といった用途、電気自動車・ガソリン車といったエネルギー源の違いを示すために、異なる記号（名称）をつけ、ジャンル分けしていきます。

　しかし、言葉という概念は、実は曖昧なものです。

　車は、英語では「car」。中国語では「汽車」と呼びます。ただし、「汽車」は日本語だと「鉄道」を意味しますよね。

　海外へ旅行に出かけると、このように言葉の持つ意味が違ったり、場合によって伝えたい意味を表す言葉が存在せずに困ったりすることが多々あります。

　では、もしそのような状況が日常でも起きてしまうとしたら？

わたしは最近、自分が長年培ってきた言葉の概念が揺らぐような出来事を、よく経験するようになりました。

ある日、10年以上使ってきた炊飯器が壊れてしまい、買い換えることにしたのです。わたしはちょっぴり機械音痴なところがあるので、一番使い方がシンプルなものを選びました。

家に帰り、さっそく夕飯の準備のため、お米を研ぎ、炊飯器にセットしたそのときです。「あれ？」。炊飯器に3つあるボタンのうち、どれを押せばいいのかわからなくなってしまったのです。

目の前には、「炊飯」と書かれたボタンが確かにあるのですが、どうも**「炊飯＝ごはんを炊くこと」と、うまく頭の中で結びつかない**(P.070)のです。おそらく、以前の使い慣れた炊飯器は、手がボタンの場所を覚えていて、無意識に押していたのでしょう。

> フルーツ ≠ 🍎
>
> 抽象的言語・概念・記号の表す意味を想起できない

また、あるときはスーパーでマヨネーズを探すことができず困ってしまいました。店内の棚は、調味料、香辛料、乳製品などに分類されているのですが、**マヨネーズが調味料の1つであることがピンと来ず、その棚にあるとはどうしても思えなかった**(P.070)のです。

こんなふうに、言葉と具体的なイメージが結びつかない出来事は、ほかにもあります。

学生時代の友人から同窓会のお誘いメールが届きました。そこには、「新橋駅で待ち合わせね！」と書いてありました。**「新橋……って、どんなところだったっけ？」**(P.072)と、わたしの中で、いろいろなイメージが頭を駆け巡ります。学生が多い街？ おしゃれな街だっけ？ それとも閑静な住宅街……？ いろんな想像をしながら着いた新橋は、わたしのイメージとはまったく違いました。

実はこんな出来事が時々あるのですが、まあ、初めての場所に来たような驚きが何度も味わえて楽しいかな！ と思っています (笑)。

固有名詞から
その内容やイメージを
想起できない

# 「調味料」と書かれた棚から
# マヨネーズを見つけられない理由

「調味料」という言葉の中には、砂糖・塩・胡椒などいくつかの種類のものが含まれています。わたしたちは、それらにまとめて「調味料」というラベルをつけて分類しています。ただし、その分類が意味することは、人や状況によって異なります。

そして、わたしたちは、言葉の持つ意味をさまざまな体験を通じて、常にアップデートしながら生きています。調

味料という単語から想起するものは、最初は砂糖・塩・胡椒くらいですが、食の経験とともに醤油・酒・みりんと無数に広がっていくことでしょう。

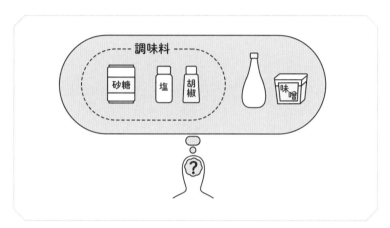

図　揺らぐカテゴリーの概念

　また、鍵や通帳、印鑑、パスポートといった大事なものを「貴重品」、パンツや肌着、ブラジャーなどを「下着」というように、分類の数もどんどん増えて、複雑になっていきます。

　しかし反対に、認知機能の障害により、**その分類を意味する言葉が持つイメージや概念が徐々に不確かになってくる**ことがあるのです。「調味料＝味を調えるもの」と理解はできても、それが「調味料→マヨネーズ」だとは想起できず、調味料にマヨネーズが含まれるとは思えないのです。

この前、同窓会で友人と話していたとき、「最近『あそこ』に行ったんだけど……」「学生時代によく食べた『あれ』注文したいんだけど……」と、口から出るのがなんだか**「あれ」「これ」ばかりで、具体的な言葉がスムーズに出てこない** (P.073) ことがありました。

　それに、友人の仕事の話を聞いていても、話が難しいからなのか、なかなか理解できません。必死に理解しようと、あれがこうだから、これがそうなって……と、**頭の中で言葉を並べ替える整理をしますが、一向に話の内容がよくわからない** (P.074) のです。わたしも話したいことがたくさんあったのですが、**なんだかうまく文章にすることができず……。** (P.075)

　曖昧な返事を重ねていたので、しまいには友人に「酔っちゃった?」と言って笑われてしまい、「そうかも〜」と誤魔化したのですが、その夜は、頭の中で話の内容をぐるぐると考え続けていました。

　最近は、家族と話すときも、思っていることをうまく言葉にまとめられないことが多く、つい「なんでわたしが言いたいことをわかってくれないの!」と八つ当たりしてしまうこともしばしば。

使い慣れた日常単語・漢字・記号を想起できない

文法・複数の単語の組み合わせを理解できない

私は
🗨
...

自分の考え
(意思・思い)
を言語化できない

自分の頭の中では、よくよく考えた末に慎重に言葉にしているのですが、**どうも脈絡のない話になっていたりする** (P.074) ようです。

そうそう、漢字の理解に苦しむことも最近よくあります。

「仏（ほとけ）」という文字を見ても、**どうしてもカタカナの「イ」と「ム」に見えてしまい** (P.070) 、「イム」って何だろう？と思って「ほとけ」と読むことが難しかったり、**「伊藤」という苗字を見て、なぜか「いふじ」と読んでしまい** (P.070) 、「ずいぶん珍しい苗字だなー」と思ってしまったり。

あとで、「いとうって読むんだよ」と言われると、「あれ？なんで読めなかったんだろう？」と不思議に思うのですが、そのときは「いとう」という読み方がまったく頭に浮かんでこなかったのです。

自分の考え
（意思・思い）
を言語化できない

フルーツ ≠

抽象的言語・概念・
記号の表す意味を
想起できない

## 思いを言葉にできない理由

記憶の問題、というのも理由の１つです。つまり、**自分が話したい内容を想起できない**のです。

「印象に残っている映画は何？」と聞かれて、頭の中に映

像がぼんやり浮かんだとします。でも、題名も出演者の名前も思い出せません。目の前で話している友人と見に行った気がするのですが、それがいつだったか、どこだったかも思い出せません。「あの俳優が出ている、あの映画……。あのとき、あそこに一緒に見に行った……よね？」と、最初はがんばって伝えようとするのですが、うまくいかないと伝えるのをあきらめてしまうようになりがちです。

　また、**単語の想起のトラブル**もあります。**りんごを食べたいと思っても、「りんご」という言葉が出てこない**ということです。

　人や場所のような固有名詞、数字、抽象的な言語、「調味料」や「下着」のような分類ワード、「チャージ」「ATM」のようなカタカナ・英単語ワードは、特に想起することが困難になる傾向が強いようです。

　最後の理由は、**文章化が困難になる**ということです。

　わたしたちは、「わたしは（主語）＋りんごを（目的語）＋食べる（動詞）」と、複数の言葉を組み合わせて文章をつくります。この組み合わせをいくつもつくり、その文章同士をつなげることで、自分の意思を人に伝えます。

　こうした複数の言葉を想起し、適切な順序に並べ替えるというのは、極めて高度な認知行為であり、ちょっとした認知機能のトラブルによって難しくなってしまうのです。

# 抽象的言語・概念・記号の表す意味を想起できない

フルーツ ≠ 🍎

## ☑ アナログ時計が読めない

アナログ時計は、「長針が分」「短針が時間」を表すということを人に確認したり、自分の中で強く意識したりしないと読むことができない。意識しながら読もうとすると、とても疲れてしまう。

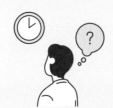

## ☑ 「下着」とラベルをつけた収納から、パンツを出せない

引き出しに「下着」「靴下」「Tシャツ」などのラベルが貼ってあるのだが、パンツがその3つのどこにあるかわからず、すべての引き出しを開けて中を確かめなければ探し出せない。

## ☑ ATMの操作方法がわからない

「入金」「出金」「振り込み」などのボタンの中で、どれを押せばお金がおろせるかわからない。操作手順もわからず何度もやり直しになる。窓口に行っても「ATMの方が早い」と案内されて困る。

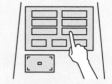

## ☑ 目当てのものが見つけられない

店で塩を探していたとき、棚に「調味料」「乾物」「粉類」などの表示があったが、塩がどこにあるかわからず探し回る。店ごとに表示の言葉や含まれるものが変わると混乱する。

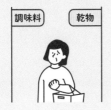

## ☑ どのエレベーターに乗ればいいのかわからない

エレベーターの表示が「1・13階」「1-7階」となっていて、6階に行くためにどれに乗ればいいかわからない。間違えて違う階で降りると、どこにいるかわからなくなる。

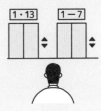

## ☑ メールアドレス・グループを探せない

連絡したい人のメールアドレスを「家族」「友人」などに分かれたアドレス帳から探すのが難しい。LINE は、グループ名を見てもどこにだれがいるかわからない。

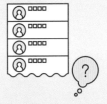

## ☑ 漢字をひとまとまりの文字として読めない

「仏」という字はカタカナの「イ」と「ム」に、「伊藤」という名前は「伊」と「藤」を別々に認識して「いふじ」と読んでしまい、1つの漢字や単語として読むことが難しい。複数のモノを組み合わせたものの意味を理解できない。

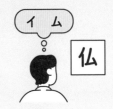

## ☑ 目的のファイルを探し出せない

パソコンにある、プロジェクト名や取引先名がつけられたフォルダを見ても、どのフォルダに何のデータが入っているかわからず、目的のデータを探すことができない。

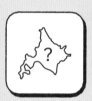

心身機能障害 11

# 固有名詞から
# その内容やイメージを
# 想起できない

**CHECK** | この障害が原因と考えられる生活の困りごと

## ☑ 地名と過去の 記憶が紐付かない

知っている地名を聞いても、そこがどこにあり、どんな場所か、そこで自分は何をしたのかという具体的なことを思い出せない。実際に行っても、初めて来たように感じる。

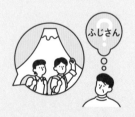

## ☑ 人の名前が 覚えられない・ 思い出せない・ 取り違える

新しく会った人の名前を覚えることが難しい。長い付き合いの友人の名前も思い出せない。昔の話をしている間に思い出すこともある。また、まったく別の人と間違えることも。

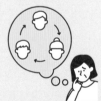

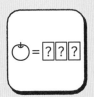

心身機能障害 12

# 使い慣れた
# 日常単語・漢字・記号を
# 想起できない

CHECK | この障害が原因と考えられる生活の困りごと

## ☑ 言葉が出づらく、
## 会話が滞る

「バス」「ヨーグルト」「フォーク」などの日常単語が思い出せず、言葉に詰まる。「あの、毎朝乗るあれ」などと頭の中でイメージはできているのだが、その単語がどうしても思い出せないことがある。

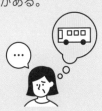

## ☑ 使い慣れた・
## 見慣れた
## 漢字が書けない

漢字を思い出せず、目の前に見本を置いて見ながら書いても、なんだか図形を書いているよう。目の前に正しい漢字があっても、自分の頭の中にある漢字の記憶と結びつかないため、ピンとこない。

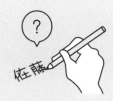

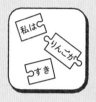

# 文法・複数の単語の組み合わせを理解できない

**CHECK** | この障害が原因と考えられる生活の困りごと

## ☑ 会話の内容が理解できない

人の話を熱心に聞いていても、単語ばかりばらばらと耳に入ってきて、1つの文章として理解できず、聞き終わっても内容がまったく頭に入っていない。

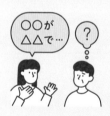

## ☑ 仕事や公的手続きなどの説明を聞いても理解できない

役所で年金・医療費控除などの手順や必要なものを順序立てて説明されても、理解できず、準備・手続きをすることができない。

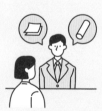

## ☑ 新聞の内容が理解できない

文章を読むことはできるが、読み終えても内容がまったく頭に残っていない。ただ文字や単語をたどっているだけで、頭の中で内容を整理し、意味を理解することが難しい。

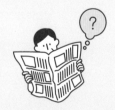

心身機能障害 14

# 自分の考え（意思・思い）を 言語化できない

## ☑ 文章を 組み立てるのが 難しい

「こんなことを書こうかな」と頭に浮かんでも、それを文章にまとめて書くことが難しい。表現したい単語が思い浮かばず、いくつもの単語を連ねて文章にすることが難しい。

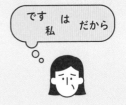

## ☑ 準備をしても、 話す内容を忘れ、 頭が真っ白になる

仕事でプレゼンをするとき、話す内容を考え資料も用意し、十分に準備したのに、いざ本番になると頭が真っ白になり、何を話せばいいかわからなくなってしまう。

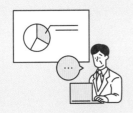

# 顔無し族の村

## VILLAGE WITHOUT FACE

顔というシンボルなしに、人はどうつながるのか？

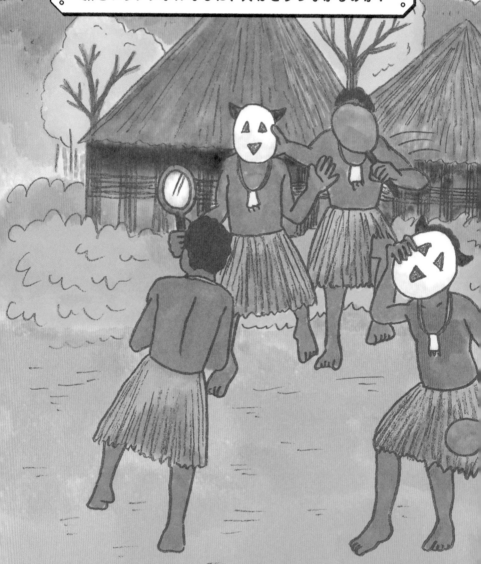

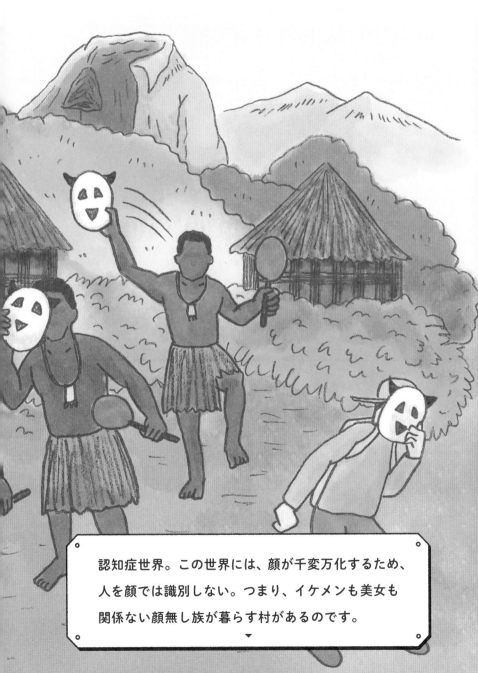

認知症世界。この世界には、顔が千変万化するため、人を顔では識別しない。つまり、イケメンも美女も関係ない顔無し族が暮らす村があるのです。

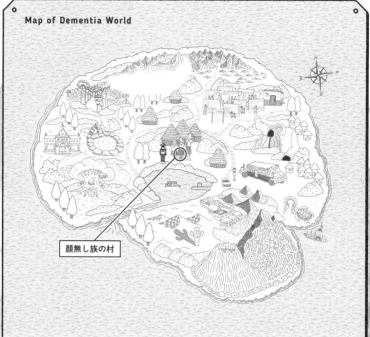

Map of Dementia World

顔無し族の村

島の中央に位置する沿岸の村。一歩足を踏み入れると、びっくり！ あちこちから見え隠れする村人たちの顔が、見るたびに変わるのです。まるで、いろんな仮面を次々と被っているかのようで、中には知り合いそっくりに見える人も。

みんなが同じ顔に見えたり、同じ人でも時々で顔が変わって見えます。つまり、この地では、顔が個人を決定づけるシンボルではない……!? 村人たちは互いを、声や身体の特徴・雰囲気、何よりもその人との思い出で記憶し、つながるのだと言います。

# 人の顔を見分けるって
# 実はとっても難しい

　この人どこかで会ったことがあるような気がするけれど自信がない、だれだかわからない、名前が出てこない、そんな経験はだれにでもあるでしょう。人の顔や名前を覚えるのが得意だとか、苦手だとか、という話は、なにげない会話の中にも出てきます。

　実は、顔を見て正しく人を認識するというのは、簡単なように見えて、ものすごく多くの情報を統合しながら行う、とても高度な認知能力なのです。

> **旅人の声**
>
>
> 　会社で勤務中に「担当のお客さまがいらした」と連絡があり、受付に行ったのですが、フロアを見渡しても、**どの人が自分の顔馴染みのお得意さんなのかまったくわからなかった**（P.085）のです。
>
>
>
> 人の顔を
> 正しく認識できない
>
> 　受付スタッフに尋ねてお客様を教えてもらい、接客したのですが、「こんな顔だったかな？」という違和感はずっと残っていました。それに、ちょっと手元の資料に目を落とした後、お客様の方に向き直ると、**そのたびに顔が違うように見える**（P.085）気がしたのです。

また、ある日の通勤中のこと。後ろから見知らぬ男性に声をかけられることがありました。「ずいぶんと親しげな人だな……」と思いながら、ひとまず笑顔で挨拶を返したのですが、後になって同僚から、「今朝、社長とすごく楽しそうに話してたね」と言われて驚きました。

話の内容から「同じ会社の人だろうな……」とは思ったのですが、**まさか社長だとは思いもしなかった** (P.085) のです。同僚が「楽しそうだった」と言うのなら失礼はなかったのだろうと、ほっとしました。

人の顔を
正しく認識できない

以来、勤務中に自分が探している人の顔がわからなくなったときは、すぐに近くの同僚に聞きます。

人の顔を覚える・思い出すときに自分の脳内の記憶装置を使うことはあきらめ、思い切ってその都度、人に聞くことにしたのです。

自分のスマートフォンの容量がいっぱいで、写真を保存できないとき、インターネット上に保存できるサービスがありますが、それに近い感覚です。

最初は覚えられないことにもどかしさを感じていましたが、少し考え方を変えて、周りの仲間や家族に頼ってみようと切り替えられたときから、人に聞くことにも抵抗がなくなりました。みんな快く教えてくれますし、自分だけではうまくいかずに苦労していたことも、案外簡単に解決できることがわかり

ました。

　声をかけてきた相手が顔からはだれかわからなくても、話しているうちに、内容からだんだんその人と自分の関係性を思い出していくこともあります。また、初めてお会いした人には、「次に会ったときはあなたのことがわからないと思いますが、気軽に声をかけてくださいね」と言うことにしています。

　最近は、会社の仲間だけでなく、長年一緒に過ごした家族の顔、古くからの友人の顔も思い出せなくなってきました。それ自体は本当に悲しいことですが、一緒に過ごした思い出が色褪せることは不思議とありません。

　逆に、町中を歩いているときに、**通りすがりの人が自分の知り合いに見えた**(P.085) ので、わたしから親しげに声をかけたら、まったく別人で、怪訝な顔をされたこともあります。ナンパと勘違いされてしまうんですよね（笑）。

　自分が担当しているお得意先やよく会う友人・家族の顔だけでも忘れないようにしたいと思い、オリジナルで名前つきの顔写真リストをつくって眺めていた時期もあるのですが、写真で見える顔と目の前の人の顔がうまく結びつかず断念しました。どうやら、二次元である写真での顔の見え方と三次元である実際の顔の見え方は、わたしには少し違うようです。

　そうそう、テレビドラマを見ても、**役者さんの顔が見分けられず**(P.085) ドラマはあきらめていたので

すが、この前おもしろいことに気づいたのです。アニメであれば、似たような2人の女性のキャラクターを間違うことなく見分けられたのです。人の顔を見分ける能力というのは、特殊なものですね。

# 馴染みのお客さんの顔が<br>わからない理由

　最初に、「顔を見て正しく人を認識することは、とても高度な認知能力」と言いましたが、いったい、顔を見るという単純な行為のどこが難しいのでしょうか？

　まずわたしたちは、人の顔をアニメのキャラクターを見るときのように「二次元」のものとは捉えていません。

　現実に見る顔には、目のくぼみや鼻の膨らみといった起伏がありますよね。つまり、向きや陰影によって見え方が変わる「三次元」の情報です。それを認知することは、**アニメや写真を見ることよりも高度な行為**、というわけです。

　エピソード内で、名前つきの顔写真リストをつくっても役に立たなかったのは、この「現実に見えている三次元の顔」と「写真で見えている二次元の顔」が一致しないためです。

　また、**複数の情報を統合することが難しい**という理由もあります。そもそも認知症のあるなしにかかわらず、わた

したちは、どうやって人の顔を見分けているのでしょうか？

　実は、**目・鼻・口といった細部の形ではなく、それぞれのパーツの位置関係から人の顔を見分けている**ことが、専門家の研究からわかっています。*

　クイズ番組で、「芸能人の顔写真の一部を見て、その人がだれかを当てる」という問題がありますよね。いくら特徴的であっても、目だけでは正解がわからない解答者たち。しかし、目と鼻の距離がわかった途端、正解者の数が増えるというのはその典型です。

　しかし、認知症のある方の場合、目や鼻や口といった個々のパーツは認識できても、それらを統合し、１つの顔として判断するのが難しくなることがあるのです。

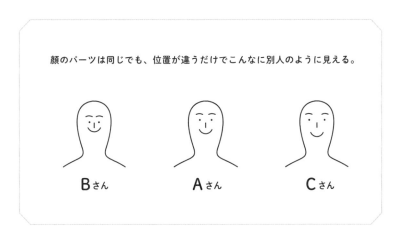

顔のパーツは同じでも、位置が違うだけでこんなに別人のように見える。

Bさん　　Aさん　　Cさん

図　パーツの位置関係で人の顔の印象は変わる

　では、エピソードにもあったように「顔からはだれかわからなくても、話しているうちに、内容からだんだんその人と自分の関係性を思い出していく」のはなぜでしょうか。

　同窓会を活用した興味深い実験があります。*

卒業後、25年経った同窓会に出席したメンバーの顔写真を撮影し、この同窓会の欠席者に、その写真はだれなのかを特定してもらいました。すると、25年という年月の経過、つまり、顔の変化にもかかわらず、欠席者はかなりの高確率で同窓生の現在の顔を予測し、特定することができたのです。

　一方で、その同窓生とはまったく関係ない人を被験者に、同窓会当日の写真と25年前の写真を提示したところ、正答率は低かったのです。

　つまり、写真上では25年前の顔と現在の顔がかなり違って見えたとしても、実際に会ったり話したり、同じ時間をともにしたことのある人の方が、脳内のさまざまな記憶が想起され、同一人物であると判断できるのです。

　**人は顔や姿・形の記憶だけでなく、さまざまな情報を引き出し、照合することで、目の前の人がだれかを判断している**のです。

＊　山口真美「顔パターン認識の特殊性とその成立過程」『映像情報メディア学芸誌』58巻12号 2004年12月

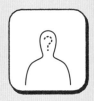

# 人の顔を
# 正しく認識できない

**CHECK** | この障害が原因と考えられる生活の困りごと

## ✓ 通行人が 知り合いに見える

街を歩いていると、周りの人全員が自分の知り合いに見えることがある。自分は知り合いだと思って声をかけたのだが、まったく知らない人で、怪訝な顔をされることも。

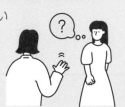

## ✓ 家族や親しい友人 の顔がわからない

家族や長い付き合いの友人の顔がわからない。名前をノートにメモして見返したり、顔写真を見たりしても照合することが難しい。

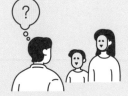

## ✓ ドラマの登場人物の 顔がわからない

登場人物の顔が見分けられず、話が理解できない。シーンが変わると途端に同一人物なのかわからなくなる。しかし、アニメだとキャラクターの顔が識別できる。

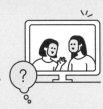

## ✓ お客さんの 顔がわからない

新しく会った人の顔を覚えることが難しく、メガネ・ひげなどの特徴をメモしても、写真と見比べても、目の前の人の顔と一致しない。お得意先の顔を忘れてしまう。

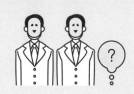

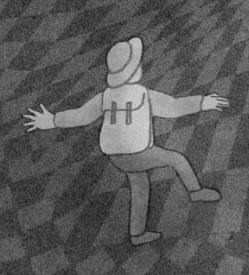

# STORY 6

# サッカク砂漠

## ILLUSION DESERT

ぐね～りくらくら！ びっくりラビリンス！

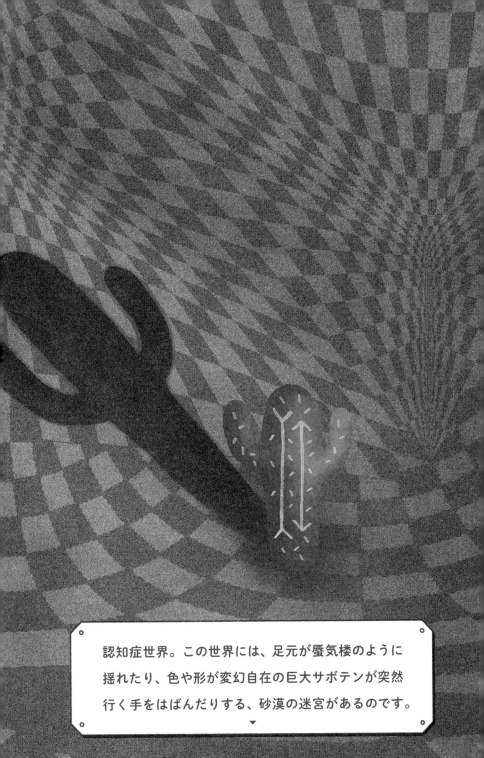

認知症世界。この世界には、足元が蜃気楼のように
揺れたり、色や形が変幻自在の巨大サボテンが突然
行く手をはばんだりする、砂漠の迷宮があるのです。

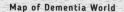

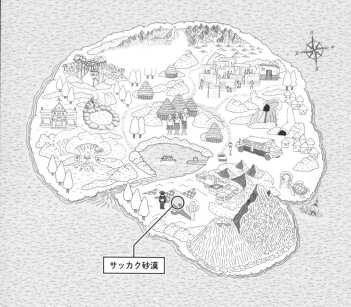

サッカク砂漠

これまで何人もの冒険家が砂漠の横断に挑んできましたが、遭難者は数知れず……。

この砂漠は、歩みを進めれば進めるほど、想定外の景色に出くわします。吸い込まれそうなほど真っ暗で深い谷や、灼熱の荒野に浮かぶ大きな水溜り。川が流れるはずも、雨が降るはずもないこの土地に、なぜ？……不思議なことに、どんな地理学者が調べてみても、その謎は解けません。ここを旅するだれもが、次に何が起こるのかわからない恐怖で身体が固まり、立ちすくんでしまうのです。

# 日常が
# トリックアート化していく

　駅や商業施設の中を歩いていると、たまに「地面がデコボコしているのかな？」と思うような、幾何学模様のタイルが張られた床に出会うことがありませんか？

　このように、目や耳に異常がないにもかかわらず、実際とは異なる見え方、聞こえ方をしてしまう現象のことを「錯覚」と呼びます。

　たとえば、山道で車を運転していると、車体が自分の思わぬ方向に寄ってしまい、慌てることってありますよね。その原因も、左カーブでは左側車線が広く、右カーブでは右側車線が広く見える、という錯覚によるものです。そのため、広く見えるカーブの内側へ自然と寄ってしまい、次のカーブでの切り返しが思っていた以上に大きくなり、慌ててしまうというわけです。

　そう、目の前に存在している世界と、人が知覚する世界はそもそも同じではないのです。

S
T
O
R
Y

6

サッカク砂漠

## 旅人の声

　これも「錯覚」でしょうか……？
　最近、見ているものの大きさがよくわからなくなるという出来事がありました。
　電車に乗っていたときのことです。目的地に着い

たので降りようとしたら、**電車とホームの間がものすごく広く感じ** (P.095)、まるで**深い深い谷底まで続いているかのような、大きな隙間があった** (P.146) のです。

$\bigcirc = \bigcirc$

形や大きさを
正しく認識できない

モノや空間の
奥行きの存在を
認識できない

　それなのに周りの人はみな、そこに隙間なんてないかのように、すいすい降りていきます。

　わたしは怖くて怖くて仕方なかったのですが、扉が閉まってしまいそうだったので、「えいっ！」と飛び降りました。もう、心臓はバクバクです。

　後から考えれば、あの深い谷のように見えた暗闇は、ただの電車とホームの隙間だったのですが……。今まではそんな隙間、ちょっと気をつければ降りられたのに。なんだかその日は、とても大きな隙間に感じたのです。

　なんとも不思議なわたしの視界なのですが、電車の乗り降りは、ちょっとしたコツをつかみました。「ぴょ～んっ！」という掛け声を心の中で叫んで、その声に合わせて降りるんです (笑)。「そんなことで？」と思うかもしれませんが、けっこう効き目があるんですよ。

　慎重に降りようとすると、あまりにも隙間に集中するためか、どんどんその幅が気になってしまうのですが、こうやって「ぴょ～んっ！」と降りると、意外にスムーズに身体が動くのです。

こんな、思いもよらない工夫ができるなんて。もっといろんな見え方を攻略していけるといいな、と思っています。

# 電車とホームのわずかな隙間が深い谷のように見えた理由

　人は、目から入ってくる二次元の見え方から、モノの大きさや影の落ち方、モノの動きといった、距離や深さに関係する情報を読み取っています。そして、その情報をもとに、脳の中で三次元の世界をつくりあげ、それが何かを認知しています。

　たとえば、「自分の位置から大きく見える → だからこれは近くにある」「自分の位置から小さく見える → だからあれは遠くにある」というように。

　「電車とホームの隙間が深い谷のように見えた」のは、目から入ってきた**二次元情報を、脳が三次元情報に変換するところになんらかのトラブルを抱えているため**と考えられます。目の前にある実際の距離や深さを正しく認識することが困難になっているため、とてつもなく大きな隙間に見えてしまっているのでしょう。

それから少し歩くと、商店街に着きました。しかし、この商店街もどこかがおかしいのです。

**歩くたびに歩道の地面がぐねぐねと動く** (P.095) のです。もう、いつつまずいてしまうのかと、ビクビクしながら歩きました。しかし、立ち止まってよくよく足元を見ると、ただ白と黒のタイルが交互に並んでいただけでした。

　室内でも似たような出来事がありました。この間、ホテルに泊まったときのことです。

　そこは、最近できたばかりのホテルで、内装は白を基調にしたとってもきれいな建物だったのですが、床も白、壁も扉も白、おまけに家具も白っぽいもので揃えられていました。

　わたしは**どこまでが床で、どこに壁があるのかわからなくなって** (P.096)、何度も壁にぶつかりそうになりました。トイレに入ったときなんて、真っ白な個室に真っ白の便器。もう、**どこに座ればいいのかさえわかりません** (P.096)。

　さらに、エントランスはピカピカの大理石だったのですが、わたしには**一面が水溜りのように感じられて** (P.096)、滑って転ばないかとヒヤヒヤしました。

　やっとの思いでドアの前に着いたら、今度は**足元**

○ ＝ ⬡

形や大きさを
正しく認識できない

▨ ＝ ■

細かい色の差異を
識別できない

**に大きな落とし穴が……！** (P.096) 怖がるわたしに、「どうしたの？　玄関マットがどうかした？」と友人が一言。「え？　これってマットなの？　どう見ても穴が開いているけど……」と、わたしの頭の中は混乱する一方でした。

# 玄関マットが
# 落とし穴に見える理由

　人は、何か行動するときに、次のようなプロセスを踏んでいます。*

① 目や手などで外界の情報を「知覚」して
② その情報が何であるか認知し、
　過去の記憶や知識・経験に基づいて「判断」して
③ 判断にしたがって「行動」する

　この「知覚」「判断」「行動」というプロセスを何度も繰り返すことによって、脳に経験・知識が蓄積されます。そして、情報が蓄積されることで、わたしたちはより円滑に日常生活を送れるようになります。
　このプロセス①と②の片方、もしくは両方にトラブルが起こることで、日常生活にさまざまな困りごとが起きてい

ると考えられます。

＊ 池田文人「視覚情報の処理と利用：5. 錯視とその情報処理モデル」『情報処理』Vol.50 No.1 2009年1月

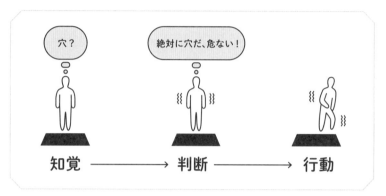

図　知覚・判断の錯覚はどう起きているのか？

　「玄関マットだと言われてもどうしても穴に見える」というこのエピソードは、目からの情報を知覚する過程で、玄関マットが穴に見えるという、プロセス①の視覚情報の処理トラブルが起こっています。**目から入ってきた二次元情報をうまく三次元情報に変換できず、穴に見えてしまっているわけです。**

　知覚（プロセス①）の段階でトラブルが起こっても、判断（プロセス②）の段階でその情報を確かめられれば、特に問題はありません。多くの人は一瞬穴のように見えても、「玄関に穴があるはずがない」というように、これまでの知識・経験などをもとに判断できます。

　しかし、認知症のある方は、頼りにすべきその知識・経験などの記憶が曖昧になっているために、どうしても穴に見えてしまうのだと考えられます。

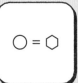

心身機能障害 16

# 形や大きさを正しく認識できない

## ✓ 大きさの違いで硬貨を見分けることが難しい

1円玉と100円玉はどちらも色がシルバーなので大きさで見分けるのだが、すぐに大小が見分けられない。ものすごく注意して、よく見て確認したつもりでも間違えてしまう。

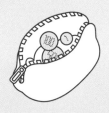

## ✓ ちょっとした段差や隙間で、電車やバスに乗れない

ホームと車両の隙間やバスと地面の段差が怖くて踏み出せない。とても距離があると感じ、飛び降りるような覚悟がいる。

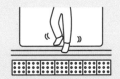

## ✓ 床の模様がデコボコして見える

床に複雑な模様があるとデコボコしていると感じ、転びそうになる。黒いマットは穴に見えてしまい、マットの上を歩くことが怖い。

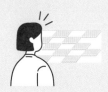

心身機能障害 17

# 細かい色の
# 差異を識別できない

**CHECK** | この障害が原因と考えられる生活の困りごと

##  床と壁と扉の区別がつかない

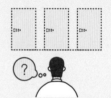

廊下の床と壁が同じ色で、どこまでが床でどこから
が壁なのかわからない。扉と壁も同じ色でどこが扉
かわからず、ひたすら壁をノックしてしまった。

##  ドアが スムーズに 開けられない

ドアとドアノブの色が似ている
と、どこを持てばいいのかわか
らない。またドアノブの動かし
方も、押す・引く・スライドす
るなどさまざまで、力のかけ方
がわからず、開けられない。

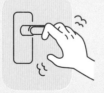

##  色の違いで 硬貨を見分ける ことが難しい

5円玉と50円玉はどちらも穴が
あるため色で見分けるのだが、
違いの見極めが難しくよく間違
える。ものすごく注意して、よ
く確認したつもりでも間違えて
しまう。

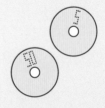

## 便座の場所がわかりにくい

床も便器も白いと便器の立体感が感じられず、座る場所がわからない。手で触って確かめないと床に座ってしまいそうになる。便座も便器と同じ色だと、上下どちらにあるのかわからない。

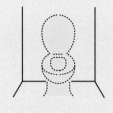

# 七変化温泉

## SEVEN CHANGE HOT SPRING

熱湯ヌルヌル冷水ビリビリ…あなたの運が試される？

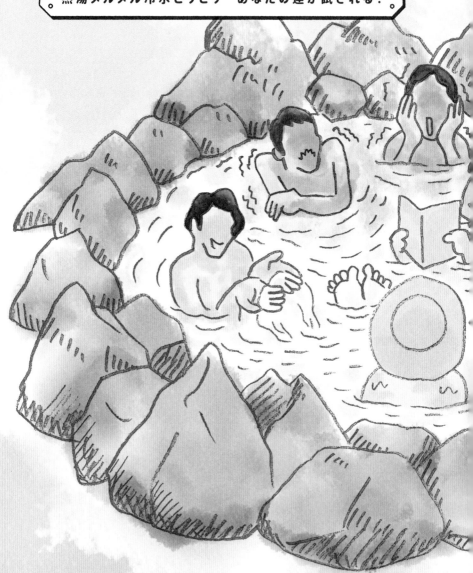

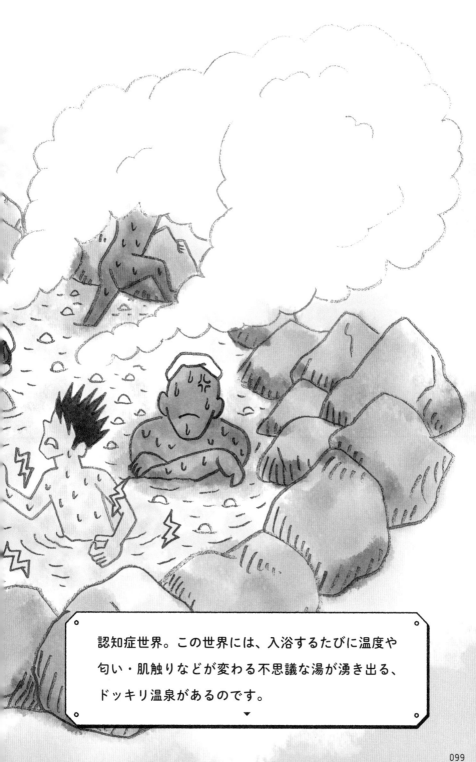

認知症世界。この世界には、入浴するたびに温度や
匂い・肌触りなどが変わる不思議な湯が湧き出る、
ドッキリ温泉があるのです。

▼

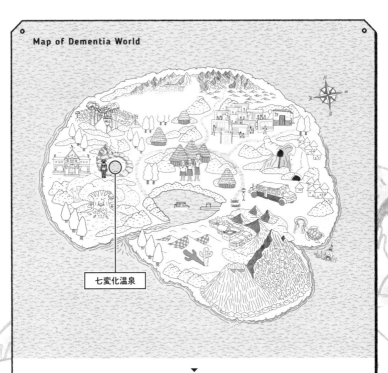

七変化温泉

この世界でも、温泉は人気の旅行スポット。七変化温泉のお湯は、あるときはしっとり適温で、心も身体もリラックス。あるときはピリリと炭酸質で刺激的、気分もすっきり。旅人たちは、訪れるたびに変化する泉質を楽しみに、多種多彩なサプライズを味わいながら、旅の疲れを癒しています。

ただ、時にはつま先を入れた途端に、思わず飛び跳ねてしまうような熱湯になっていることも。しかし、湧き出る泉質が変化するなんて、本当にあるのでしょうか……?

# お風呂は、
# あらゆる感覚のダイバーシティ

　熱い、冷たい、しっとり、ピリリ……。七変化温泉の泉質は、本当に訪れるたびに変化しているのでしょうか？ 答えは「NO」です。

　**変化しているのは、実は、お風呂に入る人間の「身体の感覚」の方**なのです。

　季節や朝晩などの時間帯、そして気分や体調によって、自分の周囲を取り巻く環境に対する感じ方、見え方が変わるのは、だれにとってもよくあることです。

　気が乗らない日の朝は、視界がよどんで見えます。親しい人との楽しい食事はなんでも美味しく感じられます。この部屋臭いなあと一度思ったら、ささいな匂いも気になり、どんどん臭く感じてしまいます。

　そしてたいていの場合、こうした感覚は自分だけにしかわからず、周りに伝えるのはすごく難しいことです。

> ### 旅人の声
>
>
> 　わたしが感じている感覚を周りの人には理解してもらえない、と悩んでいることがあります。それはお風呂です。
> 　あるとき、自宅で入浴中に不思議な体験をしました。いつも通り39度にセットして、お風呂に湯をは

ったのですが、入ってみると、なんだかいつもと違う触感なのです。

**お湯がどうもヌルヌルします** (P.109)。
入浴剤は入れていません。それなのに、何かが身体にまとわりつくようで、とっても気持ちが悪いのです。仕方がないので早めにお風呂から出て、シャワーで身体を流すことにしました。

体性感覚が
鈍感になる

「お風呂掃除のときの洗剤でも残っていたのかしら？」と思い、直前に入った娘に聞いても、「そんな感じしなかったけど？」と不思議そうに言います。

翌日のお風呂は、わたしもそんな感じはなかったのですが、また違う日に同じようなヌルヌルを感じたり、またある日は**熱すぎたり、逆に冷たいと感じる** (P.109) こともあって、「なんか変だなあ」と思っています。お風呂は大好きだったのですが、こんなことが続いてからは、入ることが少し億劫に感じています。

近頃では、なんとか以前のようにお風呂を楽しめないかと、自分の体調に合わせてお風呂に入るタイミングや方法を変えることにしました。長年、夜にお風呂に入るのが習慣でしたが、「なにも気持ち悪い思いや熱さを我慢してまで、入る必要はないじゃないか」と。

夜、お風呂に入ったときに気持ちいいと感じなければ、すぐに出て、次の日の朝にお風呂に入ったり、

シャワーだけで済ませたりするように切り替えました。

# 「お風呂に入りたくない」
# と嫌がる理由

　認知症のある方がお風呂に入るのを嫌がるというのは、介護をしている方からよく聞く話です。

　**「介護への抵抗」**と、ときに感じられるかもしれないその方の「お風呂に入りたくない」の背景には、**実にいろいろな理由がある**のです。

　身体感覚のトラブルで**極度に熱く感じる**、浴槽に入ると**ぬるっとした不快な感覚がある**という方もいます。空間認識や身体機能などのトラブルで**服の着脱が困難**(P.136「服ノ袖トンネル」)、**その介助を受けたくない**という思いを持っているのかもしれません。**「自分の中ではお風呂に入ったばかりだ」**という時間感覚のズレ(P.124「トキシラズ宮殿」)や**記憶の取り違え**(P.044「アルキタイヒルズ」)の場合もあります。

　このように、お風呂という1つのシーンをとっても、1人ひとり異なる心身機能の障害、その組み合わせによって困りごとが生じているため、周囲から理解されづらいことも暮らしにくさにつながっています。

感覚の変化は、お風呂のときだけではありませんでした。

休日の朝、ゆっくりドリップコーヒーを淹れて立ち込めるコーヒーの香りに包まれるのがわたしの楽しみの１つでしたが、今ではコーヒーの匂いを感じることができなくなりました。

前は、コーヒー豆にも凝っていろんな豆を飲み比べたりもしていましたが、最近は**どのコーヒーを飲んでも何も味がしません** (P.110)。

あと朝食でよく失敗してしまうのは、トーストです。

味覚や嗅覚が
鈍感になる・
感じなくなる

朝起きて、寝ぼけまなこで食パンをトースターにセットして、顔を洗ったり、着替えたり、身支度をしながらでも、美味しそうな香ばしい匂いがしてくると、「あ、そろそろパンが焼けたかな？」と気づくことができますよね。

ですが、今は匂いを感じることが難しくなったため、鼻で焼け具合を感じることができないのです。**黒焦げになっていても匂いがしない** (P.110) ので、煙が視界に入るまではまったく気がつきません。

また、煮物をつくるときには味見をするのですが、**「まだ味が染みてないな」と思ってしまい** (P.110)、つい煮すぎてしまったり、醤油やみりんを加えすぎたりして、味つけが変になってしまうことがあります。

# 味覚や嗅覚が
# 曖昧になる理由

　舌や鼻を通じて、味や匂いを感じとり、それが脳へと伝わることで、人は「甘い」「酸っぱい」「いい匂い」などと認識します。

　こうした感覚器が障害を抱えると、味や匂いに鈍感になったり、反対に過敏に感じたりしてしまうようになります。ときには、**この感覚器の誤作動により、通常では考えられない味や匂いに感じる**こともあるようです。

　ふわっと潮の匂いを感じると海水浴の思い出が頭をよぎったり、温かい味噌汁を飲むと家族の顔が浮かんだりすることってありますよね。**味覚や嗅覚は、記憶とも密接に関わっています。**

　味覚・嗅覚と記憶との回路が問題を抱えることで、自分の中の「美味しい」記憶の味を再現することが難しくなることもあるようです。

**旅人の声**

　ある夏の日に、友人とカフェで食事をしていたときのことです。

　お店に入った途端、ものすごく室内が寒く感じて、急いでかばんの中のカーディガンを羽織りました。友人に「なんか、このお店**冷房が効き**

すぎている (P.111) ね」と言うと、友人は「そう？ わたしには暑いくらいだけど」と、額の汗をぬぐっています。

こんなふうに、**みんなが「暑い」と言っているときに自分だけ寒さに震えていたり、反対に周りの人が「寒い」と言っているのに、わたしだけ暑く感じて汗をかいている** (P.111) ことがたびたびあります。

体温や汗の調節ができなくなる

ですから今は、暑くても寒くても、すぐに脱ぎ着ができる服を着たり、かばんの中に上着やストールを持ち歩くようにしました。

そうそう、友人たちとテニスをしていたときなんて、ちょっと熱中症気味になってしまいました。

ちゃんと水筒は持っていたのですが、**「水を飲みたい」とか「喉が渇いた」という感覚がなくて** (P.109)、いつの間にか水分補給をしないまま、炎天下で運動し続けてしまったのです。目の前がくらくらして、初めて脱水状態になっていることに気づきました。

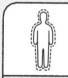

体性感覚が鈍感になる

友人たちがすごく心配していたので、「最近、喉が渇いたって感じないんだよね」と言ったところ、その次からは、「そろそろ休憩して水分をとろう」と積極的に声をかけてくれるようになりました。

自分の感じ方が変化するということを自分で理解してからは、そのつど柔軟に対応できるようになりましたし、周囲の人にも伝えておくと、さりげなく

配慮してもらえるのでさらに楽になり、困りごとは
ずいぶん減りました。

　でも、出かけようと家を出て車に乗った途端、**急
にトイレに行きたくなってしまった**(P.109)ときは、少
し困ってしまいました。

　ほんの数分前に家を出たばかりだったので、家族
には「なんでさっきトイレに行っておかなかった
の！」と言われてしまったのですが、数分前までは
まったく尿意を感じていなかったのです。

# トイレを思いがけず
# 失敗してしまう理由

　トイレに間に合わないのも、**身体の中の感覚が鈍感にな
っていることから起こる**ことがあるようです。

　普段は意識しませんが、人は空腹感や喉の渇き、尿意な
どを感じる**「内臓感覚」**を持っています。この感覚がうま
く働かないことによって、「そろそろトイレに行きたいかも
しれない」という微妙な変化が感じとれず、急に尿意がや
ってきてしまうのです。水分補給を忘れて熱中症になって
しまうのも同じ理由です。

　また、トイレを失敗する原因と考えられるものは、ほか
にもたくさんあって、そのどれが当てはまるのかは、人に

よって異なります。

　いつトイレに行ったのかを忘れてしまう (P.016「ミステリーバス」)、早めにトイレに行くことが難しい (P.098「七変化温泉」)、扉の向こうがイメージできず場所がわからずに間に合わない (P.032「ホワイトアウト渓谷」)、家やショッピングモールなどの空間の中でトイレの場所がわからない、サインが見つけられない (P.150「二次元銀座商店街」)、便器と床が白くて便器の場所がわからない (P.086「サッカク砂漠」)。

　原因によって、とることのできる対策も変わってきます。

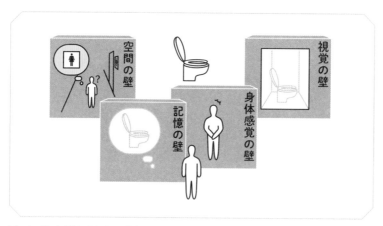

図　トイレに間に合わない理由のいろいろ

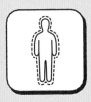

心身機能障害 18

# 体性感覚が鈍感になる

**CHECK** | この障害が原因と考えられる生活の困りごと

## ☑ お風呂の温度がわからない。お湯がヌルヌルに感じる

お風呂に入ると、とても熱く感じたり冷たく感じたり、温度の感じ方が違うことがある。また、お湯がヌルヌルに感じられ、不快な感覚になることもある。

## ☑ 水分補給をするタイミングがわからない

暑い日やスポーツをしているとき、こまめに水分補給をしようと気をつけるが、喉が渇いたという感覚がなく、ついつい忘れて熱中症のような状態になってしまうことがある。

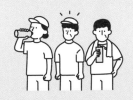

## ☑ トイレが間に合わない

尿意をあまり感じず、急に我慢できないほどの尿意が押し寄せてきて急いでトイレに行くことがある。また、自分が前にいつトイレに行ったのかという記憶がまったくない。

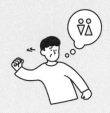

# 味覚や嗅覚が
# 鈍感になる・感じなくなる

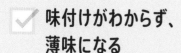

**CHECK** | この障害が原因と考えられる生活の困りごと

## ☑ 味付けがわからず、薄味になる

味を感じないため、料理の味付けがうまくできず、家族に「味が薄い」と言われてしまう。逆に、調味料やソースをかけすぎてしまうことも。

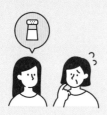

## ☑ 食べ物の匂いがしない

淹れたてのコーヒーが目の前にあっても匂いを感じられない。また、賞味期限切れのものや鮮度が落ちた魚から腐った匂いも感じない。

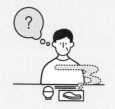

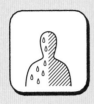

心身機能障害 20

# 体温や汗の調節が
# できなくなる

**CHECK** | この障害が原因と考えられる生活の困りごと

 ## 冷暖房が
## 効きすぎているように感じ、
## 具合が悪くなる

冷房がものすごく効いているように感じられ、
寒くてたまらない。反対に、適温の場所でも
ものすごく暑く感じて汗をかくことがあり、
外出時に困る。

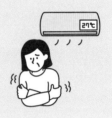

# パレイドリアの森

## PAREIDOLIA FOREST

その光景、実はあなたにだけ見えていたりして？

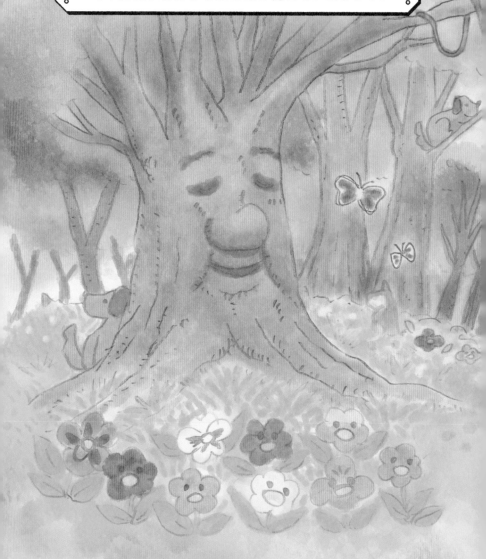

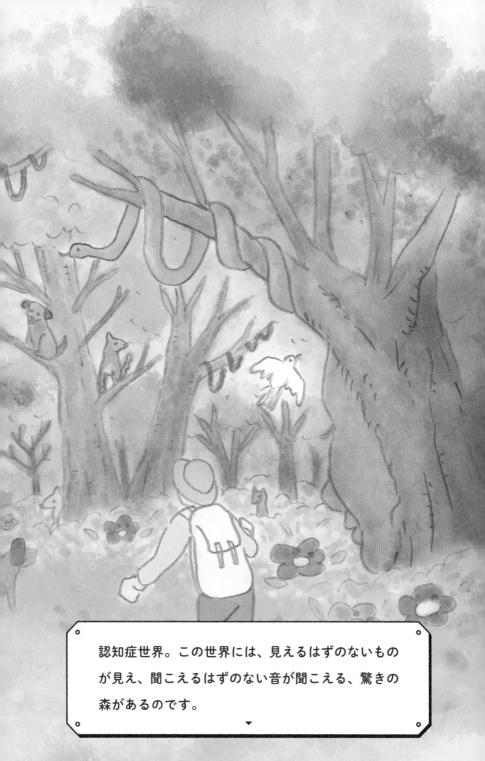

認知症世界。この世界には、見えるはずのないものが見え、聞こえるはずのない音が聞こえる、驚きの森があるのです。

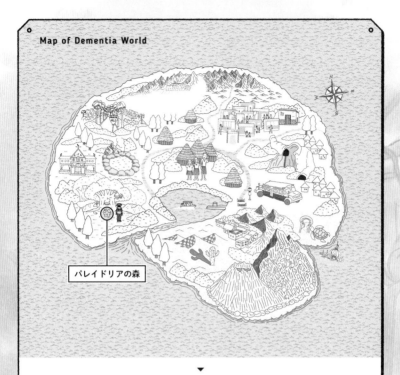

パレイドリアの森

七変化温泉から見える、水と緑あふれる森。一見天国のように感じられるこの森を分け入っていくと……目に飛び込んできたのは、人間の顔をした「人面樹」！

それだけではありません。突然、見たこともない虹のような極彩色の鳥が飛んできたり、無人の森から聞こえるはずのない歌声が流れてきたり、木々の枝が生き物のように動き出す……。これじゃ、まるで童話の世界。見えているのは、わたしだけではない……はず!?

# わたしにしか見えない
# 何かがそこにある

　子どもの頃、壁の木目が人の顔に見えて、夜は怖くてトイレに行けなかった、なんていう経験のある方、けっこういるのではないでしょうか。

　これはなにも特別なことではなく、月には餅つきするうさぎが見えますし、自動販売機の横にある、丸い穴が2つ空いたゴミ箱はカエルにしか見えません。

　このように、**物の中に人の顔や動物の姿が見えてしまう現象のことを「パレイドリア」**と呼びます。これは特に、想像力あふれる子どもたちの得意技なのですが……。

> ### 旅人の声
>
>
> 　最近、「何かが違うモノに見える」という一言では、説明のつかない不思議な体験をよくします。
>
> 　友人とハイキングに出かけたときのこと。**森の中に、何匹もの子犬がいる** (P.121) のです。「どうしてこんなところに子犬が?」。そう思い、友人に話しかけてみると、「え? どこに?」と変な顔をされてしまいました。
>
> 　気を取り直して、少し息の上がる山道を歩いてい

あるはずのない
ものが見える・
違うものに見える

ると、今度は**見たこともない虫が飛んできて** (P.121)、目の前に止まったのです。長い触角を持った、つやつやした黒い虫で、カブトムシくらいの大きさです。でも、こんな虫は見たことがありません。

「まさか新種の虫発見か!?」。わたしは一瞬気持ちが高揚したのですが、その瞬間にぱっと視界から消えてしまいました。

そのあと、日常生活の中でも**虫や猫を見かけることがあった** (P.121) のですが、そのたびに、隣にいる家族が「そんなものはいない！」と怒るので、お互いにわけがわからず、ケンカになってしまいました。じゃあ、今わたしの目の前でじゃれているこの猫は、いったい何だというのでしょう？

不思議な体験は、「あるはずのないものが見える」だけではありません。

あるときには、**停めたはずの車が突然、動きはじめた** (P.122) のです。レストランの駐車場に車を停めて、お店へ歩きはじめたときのことでした。

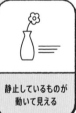

静止しているものが
動いて見える

「サイドブレーキを引き忘れたんだ！」とびっくりして急いで車に戻ったのですが、エンジンはちゃんと切れていたし、サイドブレーキもしっかり引かれていたのです。一緒にいた友人には「どうしたの？」と怪訝な顔をされたのですが、「ちょっと心配になって」と、その場をなんとか誤魔化してランチに向かいました。

その店では**壁の模様がどうしても人の顔に見えてしまい** (P.121)、落ち着きませんでした。ずっと気になり、会話に集中できず、どっと疲れてしまって……。

もうその日は早めに休もうと寝室の扉を開けたのですが、今度はなんと、**見知らぬ男の人がわたしのベッドでじっと寝ている** (P.121)ではないですか……！

あるはずのないものが見える・違うものに見える

「ギャー!?」と思わず悲鳴をあげてしまいましたが、次の瞬間、それは寝て起きたときのまま丸まっていた布団の塊に変わったのです。

でも、確かに男の人の着ている服まではっきりと見えたのです。悲鳴を聞いて駆けつけた家族には大笑いされましたが、あればっかりはもうごめんです。

そんなわたしは、最近、わたしにしか見えていないものがあるのだと理解しました。

そして、見えたものがあっても、なるべく口に出さないように気をつけることにしています。とっさに口にしてしまうと、「この人おかしいんじゃないか」という目を向けられてしまうからです。やっぱり、人の目は気になります。

そうそう、この間リビングで娘とテレビを見ていたときは、**隣の部屋から話し声がはっきりと聞こえてきました** (P.123)。この日はわたしと娘の2人だけで、家にはほかに、だれもいないはずなのに。

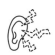

聞こえるはずのない音が聞こえる

夕方になり、そろそろ夕飯の準備をするために「今日は魚にしようかな」と献立を考えていたら、今度は**どこからともなく生魚の匂いがしてきました** (P.123)。

におうはずのない
匂いがする

このときは生臭さがちょっと嫌でしたが、翌日は朝から**わたしの好きなオレンジの香りがしてきて** (P.123)、なんとも気分のいい朝でした。悪いことばかりでもないので、まあいいかなとも思っています。

本当は何が見えようと聞こえようと、周りの人が「へぇ〜そうなんだ〜。なになに?」と、普通のこととして自然に受け止めてくれるようになったら、わたしも楽に生きられるようになるのになあ、と思います。

# いないはずの人や動物が
# 確かに見える理由

何もないところにありありと現実のものとして人、動物、虫などが見える幻視は、**レビー小体型認知症に特有の症状**と言われます。

レビー小体型認知症の幻視は、症状の目立たない初期から3〜4割の人に現れます。まったく現れない人も1〜3割

います。幻視を見ながら様子を説明したり、見たものを記憶していて後で説明できるなど、本人にはなんとなくではなく、かなりはっきりと見えているようです。*

　このように、**いないはずの人や動物が確かに見えるのは、脳の中でも特に、物体・顔・空間・位置・動きの認知に関する部分に障害を受けていることが原因で、これらの認知を幻視によって補おうとしている**とも考えられます。

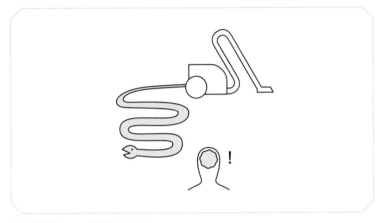

図　掃除機のコードが蛇に見える

　ここで理解しておきたいことは、人が本当にいるかのように振る舞ったり、突然現れた虫に驚いて叫んだりするのは、**異常な行動ではなく正常な反応**だ、ということです。本人には、実際に見えているのですから。

　この話、何かに似ていると思いませんか？ 大切なモノやお金が盗まれたと思ってしまうのは、本人に買い物の記憶が保持されていなければ、当然「お金は財布の中にあるはずだ」と思ってしまうから (P.044「アルキタイヒルズ」)。そう、こちらも、本人の記憶に基づけば正しいことを言ってい

す。いずれも、本人の中では何もおかしいことはない正常な反応なのです。

　なお、レビー小体型認知症でなくても、薬の副作用などで「せん妄」（一時的な脳機能の低下）を起こしたときに幻視が現れることがあります。しかし、「せん妄状態のときの記憶はない」と言われています。

＊　樋口直美『誤作動する脳』（医学書院）

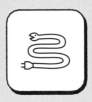

心身機能障害 21

# あるはずのないものが 見える・違うものに見える

**CHECK** | この障害が原因と考えられる生活の困りごと

## ☑ 寝室に いないはずの 男の人を見る

寝室に入った瞬間、知らない男の人がベッドに寝ていてとても驚いた。おそるおそる目を凝らすと、それは布団だった。ぼんやりではなく顔も形もはっきり見えたので、本物か幻覚かまったく区別がつかない。

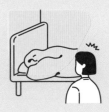

## ☑ 運転中に いないはずの 虫を見る

運転中、大きな虫がフロントガラスにとまった。よく見ても、毛が生えていて足が6本あって、本物の虫にしか思えない。飛び回るので手で払いのけようとしたら、姿が消えた。

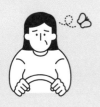

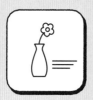

心身機能障害 22

# 静止しているものが動いて見える

## ✓ 醤油が動いて見える

小皿に注いだ醤油の黒い丸が動いて見えた。醤油が動くなんてありえないのに、目の前でマジックが起こっているかのようにすいすい動いていく様子がはっきりと見える。

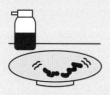

## ✓ 駐車した車が動いたように見える

車外に出た途端、車がゆっくり動きはじめたので「サイドブレーキを引き忘れた」と慌てて戻ったが、しっかり引かれていた。一緒にいた娘は「動いていない」と言っていたが、わたしにははっきりと動いて見えた。

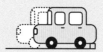

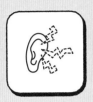

心身機能障害 23

# 聞こえるはずのない
# 音が聞こえる

**CHECK** | この障害が原因と考えられる生活の困りごと

## ✓ いないはずの
## 人の声や音・気配を感じる

だれもいないはずの隣の部屋から人の声が、
外からはいるはずのない救急車の音が聞こえ
る。だれかが後ろを通った気がすることも。
周りの人には見えない・聞こえないようなの
で、怪訝な顔をされる。

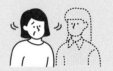

心身機能障害 24

# におうはずのない
# 匂いがする

**CHECK** | この障害が原因と考えられる生活の困りごと

## ✓ 実際にはしない
## 魚の腐った匂いがする

スーパーで買ったばかりの刺身を皿に盛った
ら、腐った魚の匂いがした。賞味期限も切れ
ていないし「おかしい」と思い、夫に確認し
てもらうと「そんな匂いはしない」と言う。

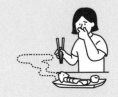

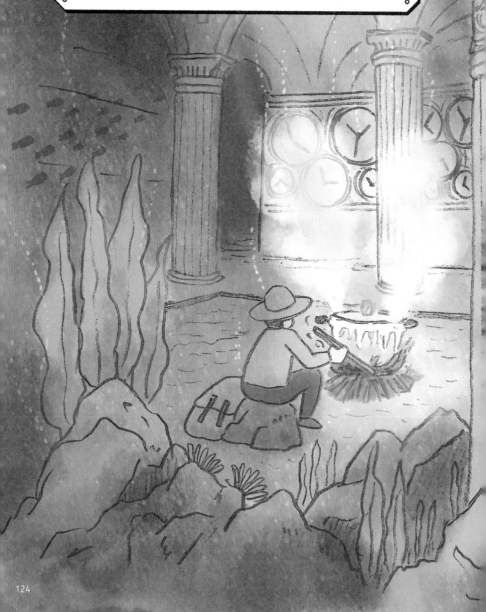

STORY

9

# トキシラズ宮殿

## TIME DISTORTION PALACE

この宮殿から出たとき、あなたはいくつ？

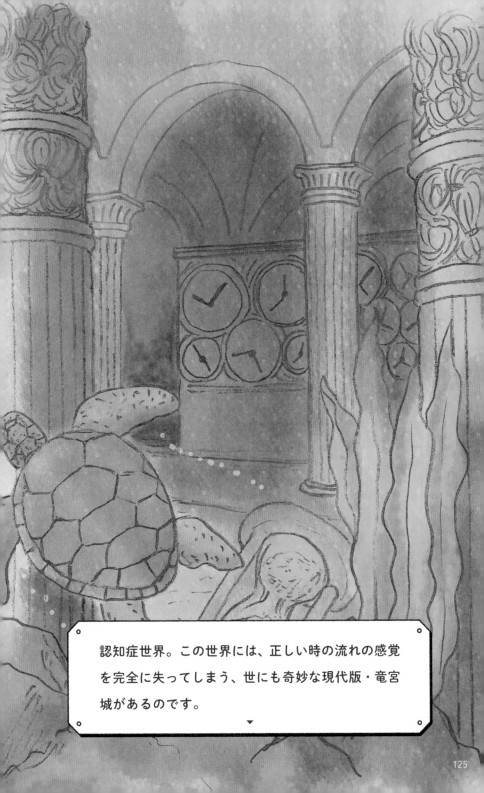

認知症世界。この世界には、正しい時の流れの感覚を完全に失ってしまう、世にも奇妙な現代版・竜宮城があるのです。

▼

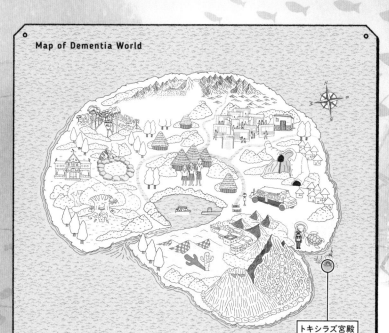

Map of Dementia World

トキシラズ宮殿

ほんの数分音楽を聞いていただけのはずなのに、半日の時間が過ぎる部屋。ランチを食べようとしたら、いつの間にか真っ暗なディナーの時間になっている食堂。そして、数十年前の結婚式の思い出が、昨日のことのように感じられる教会……。

そう、この宮殿の時計の針は一定のリズムでは刻まれず、独自の時を刻むのです。亀がゆらゆら泳ぐように、ゆっくりと流れることもあれば、トビウオのようにひとっ飛びで進んでしまう……そんな気まぐれな時の海流を、あなたは泳ぎ切れますか？

# 「今日、何曜日だっけ?」 と1日に何度も思う生活

　飛行機で海外旅行に出かけると、つらいのは「時差」ですよね。時差とはつまり、「体内時計」と「実際の時間」のズレのこと。

　また、大型連休や夏休みになると、ふと今日が何曜日なのか、平日か休日なのかわからなくなることってありませんか？ 人間の持つ時間感覚は、環境の変化や体調などによって、実はいとも簡単に狂ってしまうものなのです。

## 旅人の声

　先日、昼ごはんに、そうめんを茹でていたときのことでした。湯を沸かして、鍋にそうめんを入れて、「そろそろ茹であがったかな」と思って湯からあげてみたら、すっかりフニャフニャトロトロです。 **1、2分のつもりが、どうやらいつの間にか20分近く経って** (P.133) しまっていたのです。その間、何か別のことをしていたわけでもなく、ずっと鍋の前に立っていたのに。

　**最近は鍋やヤカンを火にかけて、すっかり水がなくなりカラカラになってしまう**

時間経過の
感覚が乱れる・
失われる

体験や行為を記憶
(記銘・保持・想起)
できない

(P.028) こともしばしば。焦げ臭さに気づいて、慌ててコンロの火を消しました。

　認知症の症状が出てきてからというもの、時間の感覚にズレが出てきたようで、そんなことがたびたび起こるようになりました。体内時計の針の進む速度が不規則なので、だれかに言われるまで、本当の時刻とのズレに気づくことができないのです。

　時間に惑わされ、苦労しながらも、なんとか料理を完成させて食事を済ますのですが、そのあとも不思議な時間感覚がわたしの周りに漂っています。

　今は、自分の目とタイマーを頼りに料理をしています。体内時計をフル活用していたときには、タイマーがこんなに便利なものだとは思ったこともありませんでした。タイマーはわたしの体“外”時計となって、正しく時間を計ってくれる大事な道具です。

# コンロの火を消し忘れる理由

　カレーを煮込んでいる間に、友人にメッセージの返信を……と思ってスマートフォンをいじっていたら、ついつい夢中になってしまい、煮込んでいることを忘れてしまう。そんなことはだれにでもよくあるでしょう。これは、通常の「もの忘れ」です。

　しかし、記憶の障害により、数分前に**コンロに火をつけ**

**た自分をそっくりそのまま忘れてしまう**ことがあります（P.016「ミステリーバス」）。

そして、記憶障害だけでなく、今回のエピソードのように**時間感覚のズレ**も大いに関係しています。

料理に慣れている人なら、パスタを茹でる10分間、そうじゃない人でも、カップラーメンをつくる３分間がどのくらいかは、感覚的になんとなくわかるはずです。もちろん、そろそろ10分かなと思ったら、それが8分だったり15分だったりと、多少のズレはだれにでもあるでしょう。

しかし、認知症のある方の場合、ふと気づいたときには、数時間経過してしまう、あるいは**時間が経過している感覚そのものを失ってしまう**ことがあります。

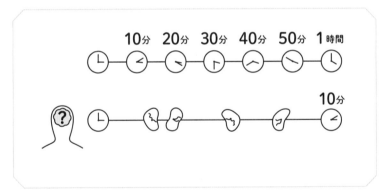

図　あれ、そろそろ10分かな？

**旅人の声**

昼食後13時くらいからの家事の合間は、わたしのつかの間の休息時間です。その日も、いつものようにソファーでのんびりしていました。**特に寝不足でもなく、昼寝**

をするつもりもなかったのですが、娘に声をかけられて我にかえると、もう6時です (P.134)。窓の外は薄暗く「朝まで寝てしまった！」と思ったら、娘は部活から帰ってきたばかりで、夕方の18時でした。

24時間の
時間感覚が
失われる

　お腹が空いていたのですが、朝ごはんを作ればいいのか晩ごはんを作ればいいのかわかるまで、少し時間がかかってしまいました（笑）。

　そんな日が続くと、朝と夜の感覚がだんだん曖昧になってきて、夜に目が冴えて、眠れなくなってしまう (P.134) 日が増えてきました。なので、こまめに時計を見ながらなるべく規則正しい生活を心がけるのですが、最近は、朝起きると今日が何曜日なのか、さらに何月なのか、わからない (P.135) ことがあります。

眠りにつけない・
深く長く眠れない

日 月
土 ？/？ 火
金 木 水

日・曜日・月の
感覚が失われる

　うっかり曜日を確認し忘れると、決まった曜日にゴミ出しをすることが難しく、どんどん部屋にゴミが溜まってしまいます。

　この間は、友人夫婦が遊びにきてくれて、ふと「結婚して何年経ったの？」と聞かれたのですが、わたしの頭の中では自分が体験してきたことの時系列がぐちゃぐちゃになっているようでした。

　記憶をさかのぼって数えようとしても、「30年前かな？」と思えばそんな気もする

時間経過の
感覚が乱れる・
失われる

し「先月だったかな？」と思えば、そんな気もして
きて (P.133) しまいました。

# 体内時計がズレる理由

　体内時計とは、「人が体内に持っている約24時間周期の
リズム」のことです。

　このリズムは、１つの時計で刻まれているのではなく、
人間の脳、臓器、皮膚などの細胞１つひとつにそれぞれの
時計があり、それらが互いに作用しながらリズムを刻んで
います。*1

　そのため、すべての時計がばらばらにズレないように身
体の中ではさまざまな調整がなされているのですが、その
調整を乱してしまう要因がいくつかあります。

　１つ目は、**脳の視交叉上核という場所にトラブルが起こ
る**ことです。ここは、太陽の光を感知して外界との時間の
ズレを調整し、体内すべての時計の**ズレを一斉に整えるマ
スター時計の役割**を持っています。*1

　２つ目は、**身体のさまざまな感覚器官から入ってくる知
覚情報のトラブル**です。たとえば、朝ごはんを食べると、
味噌汁の塩分が身体の中に入り、胃や肝臓が働きはじめて
血圧が変動します。体内に入ってくるこのような情報によ
って、身体は「朝」という時を認知しています。

　しかし、**感覚が鈍くなっていたり、血圧調整がうまくい**

かなかったりする場合 (P.098「七変化温泉」)、せっかく朝ごはんを時間通りに食べても、きちんと「朝」を認識することができず、時計がズレてしまいます。

　3つ目は、**社会的活動が変化することによって起こるトラブル**です。認知症の影響で外出が減り、1日中部屋の中で過ごすようになると、太陽の光を浴びる時間が減り、活動量が低下します。それにより、**マスター時計である脳の視交叉上核を刺激するはずの太陽光が届かなかったり、体内に入ってくる情報が不十分になったりしてしまう**のです。[2]そのため、さらに時間のズレが起こったりしてしまいます。

＊1　金尚宏・深田吉孝「生活時間と健康 生物時計と体のリズム」『学術の動向』24巻8号 2019年8月
＊2　岡靖哲「＜Symposium 03-4＞ 神経疾患における睡眠障害 認知症における睡眠障害」『臨床神経学』54巻12号 2014年5月

心身機能障害 25

# 時間経過の感覚が
# 乱れる・失われる

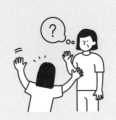

CHECK | この障害が原因と考えられる生活の困りごと

## ✓ 調理時間が わからない

パスタを8分茹でるとわかっていても、8分がどのくらいか感覚的にわからず、茹ですぎてしまう。お肉を焼くときも、真っ黒に焦がしてしまったり、生焼けになったりする。

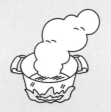

## ✓ 電車にどのくらい 乗っているのか わからなくなる

乗車時間がとても長く感じ、間違った路線に乗ったのではないかと焦る。反対に、乗車時間がとても短く感じ、自分が思っていたよりも早く目的の駅に到着することも。

## ✓ 「久しぶり」という感覚がない

友人に会っても「久しぶり」という感覚がない。いつ頃に付き合いのあった友人で、最後に会ったのはいつだったのか、またそのときからどのくらい年月が経っているのかわからない。

心身機能障害 26

# 24時間の時間感覚が
# 失われる

CHECK | この障害が原因と考えられる生活の困りごと

 ## 食事のタイミングが
## わからない

1日の時間感覚がなくなり、何時に朝食、昼食、夕食を食べるかわからない。そのため、朝食後すぐに昼食を作ってしまったり、深夜に夕食を食べたりしてしまい、生活リズムが乱れる。

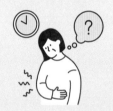

心身機能障害 27

# 眠りにつけない・
# 深く長く眠れない

CHECK | この障害が原因と考えられる生活の困りごと

 ## 夜眠れなくなる

朝・昼・晩の時間感覚がなくなり、夜も頭が動いている感じがして眠れなくなる。特に1日中室内にいて陽の光を感じなかったり、ずっと曇りだったりすると、より時間の感覚が鈍くなる。

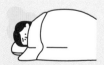

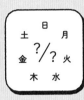

# 日・曜日・月の感覚が失われる

**CHECK | この障害が原因と考えられる生活の困りごと**

## ☑ ゴミの回収日がわからない

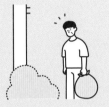

曜日がわからず、ゴミを出すことを忘れてしまう。不燃ゴミやペットボトル、資源ゴミなど、隔週回収のものは特に覚えづらく、いつも捨てられない。

## ☑ 仕事・通院・デイサービスなどの定期的なスケジュールがわからなくなる

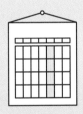

曜日がわからず、毎週通うデイサービスに行き忘れる。今日が何月何日かわからず、スケジュール帳にメモしていた月1回の通院を忘れる。そのため、1日に何度も日付や曜日、予定を確認する。

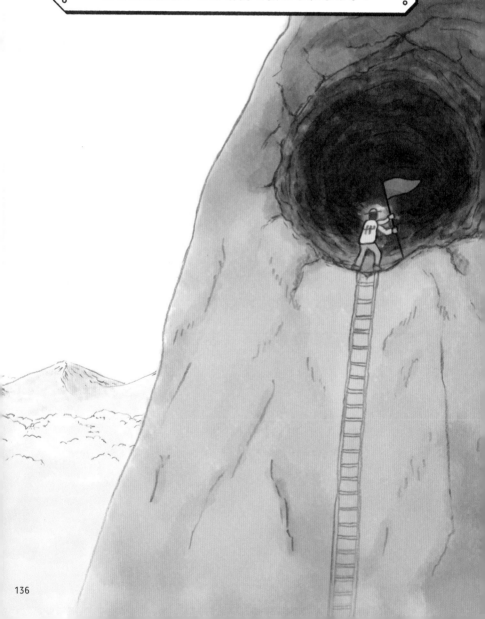

# 服ノ袖トンネル

## SLEEVE TUNNEL

あなたの腕は、この暗闇を抜けられるのか？

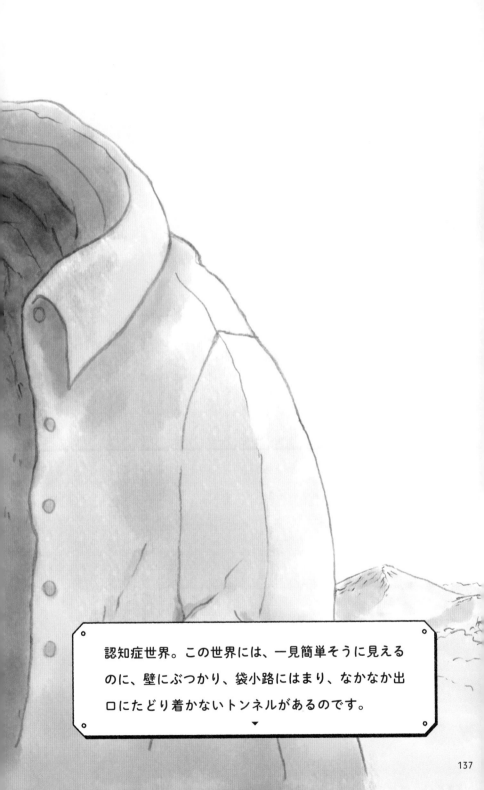

認知症世界。この世界には、一見簡単そうに見える
のに、壁にぶつかり、袋小路にはまり、なかなか出
口にたどり着かないトンネルがあるのです。

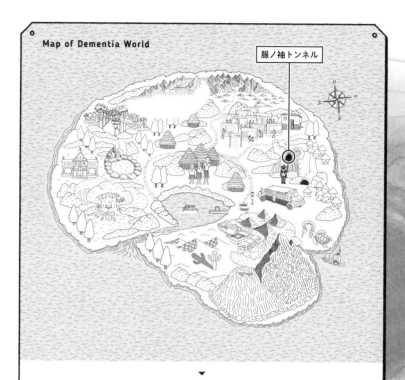

Map of Dementia World

服ノ袖トンネル

農村地帯から山を貫き、都市部へ伸びるこのトンネルは、ほんのわずかな距離の一本道。しかし、入り口から先を見通すことはできません。それはまるで、とてつもなく奥まで続くブラックホールのようです。

意を決して足を踏み入れると、あっという間に失ってしまう距離や方向の感覚。何度もぶつかってしまう壁……。しかも、奇妙なことに、通るたびにサラサラだったりゴワゴワだったり感触が異なります。そして最後には、どう身体を動かしていいかさえわからなくなり、ぼう然と立ち尽くしてしまうのです。

# 自分の「意思」と
# 身体の「動き」にズレが生じる

　コップを持つ、ボールを投げる、字を書く、服を着る。なにげなくやっているようで、自分の身体を自分の思い通りに動かすのは、実はけっこう難しいことです。

　試しに、自分が運動している姿をスマートフォンで撮影して、見てみてください。**自分の姿勢や動きは想像していたものとは違っている**はず。野球選手が、自分の打撃フォームを撮影してチェックしているのは、そのためです。

　自分の思いや意思と身体の動きにズレが生じるのは、だれにとってもよくあることなのです。

---

> **旅人の声**
>
>
> なんだか、自分の身体が自分のものでないように感じる出来事がありました。
>
> 　朝から出かけるために、着替えていたときのことです。
>
> 　まず、ハンガーにかかった服に手を伸ばしてみるものの、**うまく距離感がつかめず** (P.145)、なかなか服がつかめません。ひと苦労して服を手に取っても、今度は**服の上下・左右・表裏がはっきりせず** (P.095)、

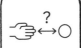

対象物との
距離を正確に
把握できない

○ = ⬡

形や大きさを
正しく認識できない

139

**腕をどこに通したらいいのかわからない** (P.146) のです。

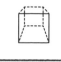

モノや空間の奥行きの存在を認識できない

　運よく袖に手が通っても、途中で引っかかってしまったら最後、ここから**どの方向に手を伸ばせばいいのかわからなく** (P.161) なって途方に暮れてしまいました。まるで、迷路に迷い込んだときみたいに……。

左右や東西南北など、方向感覚が失われる

　さらに、「あ、あそこだ！」と出口を見つけても、**そこを狙ってうまく手を持っていくことができません** (P.147)。何度もトライするのですがなかなかできなくて、1枚の服を着るのに1時間以上かかってしまいました。

自分の身体の位置や動きを適切に認識できない・動かせない

　「どうしちゃったんだろう……」と思いながらも、出発まで時間がないので、急いで靴下を履こうとしました。すると、またしてもなかなか**足が靴下に入らない** (P.147) のです。

　立ったり座ったりしながら格闘し、「なんとか履けた！」……と思ったのですが、夫から「靴下のかかとが上向きになってるよ？」と言われてしまいました。もう一度履き直す気力もなくて、その日はもう、お出かけをあきらめました。

　子どもの頃には、ボタンを掛け違えたり、袖から頭を出そうとしてみたりして、うまく着られず、親に直してもらうことがありましたよね。ですが、大人になってからは、服を着る難しさなんてすっかり

忘れているものです。「服の着方を忘れてしまったのか……」とも思ったのですが、着る手順はわかるので、どうやら記憶障害とは違う症状のようです。

　そうやって、いろんな服に毎日トライしていると、わたしにも着やすい服と苦手な服があることがわかってきました。

　まず、服の形。ある程度形がはっきりしているものがいいです。薄手のカーディガンのような柔らかい素材だと、すぐにぐちゃっとなってしまい、服の全体像がわからないのです。どこをつかんで、どこから着たらいいのかわかりません。

　服の形を把握するために、首の後ろに目印を縫いつけるのは効果的でした。その目印を持ち上げると上下と表裏が把握できるので便利です。でも本当のことを言えば、持っている服すべてを腕の先まで広げた形で並べて置いておけると助かります。

　それから、素材も重要です。サラサラしているものが一番早く着ることができます。肌に引っかからないので、袖の通し口さえ見つけられればスルッと腕を通せるのです。ゴワゴワしているものだと、せっかく通し口を見つけても、腕が引っかかった途端にどう動かせばいいのかわからなくなって、混乱してしまいます。

　また、袖の通し口の内側に目印のテープを丸く貼っておくと、入り口がわかるのでオススメです。

　自分の身体が自分の思うように動かないことは、

服を着るとき以外にもあります。

　義母から電話がかかってきたときのことです。夫への伝言を頼まれたので、メモ帳にさっと書き留めました。しかし、帰ってきた夫がメモを見て、こんなことを言うのです。「なんて書いてあるのかわからない」。そんなはずはないとメモを見ると、そこには**まるでアラビア文字のような読めない文字の羅列がありました**（P.147）。

自分の身体の位置や
動きを適切に認識
できない・動かせない

　そうそう、夕飯を食べているときも、困ったことがあります。お茶を飲もうと**コップに手を伸ばすもののうまくつかむことができません**（P.145）。やっとつかめたと思っても、**自分の口元へ運ぶまでに何度もこぼして**（P.145）しまいました。

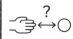

対象物との
距離を正確に
把握できない

# 服の脱ぎ着が難しくなる理由

　認知症のある方が、着替えを拒む、同じ服ばかり着たがることがあります。しかしそれは、**1つの服に執着しているわけでも、着替えが嫌いなわけでもありません**。実は、**「服の脱ぎ着が難しく、できるだけ着やすい服を着たい」**という気持ちが背景にあることが多いようです。

　脱ぎ着が難しい理由はいくつか考えられます。

１つ目は、**自分の手足の位置や動かし方がわからない**という理由です。人の脳には**「身体地図」**というものがあると言われています。その地図に従い、頭の中で、自分の手足はどのくらいの長さなのか、どこで手足が曲がるのか、どうやって動かせるのかなどを把握しています。認知機能の障害により、**その身体地図がわからなくなる**ため、手足の位置を把握したり、適切な位置に動かしたりすることが難しくなるのです。

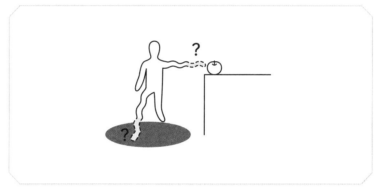

図　手足はどこまで届く？

元・メジャーリーガーのイチロー選手は、精密な身体地図の持ち主であったため、ヒットを打ったときに、「手・腕・肘・腰・膝など自分の身体がどのように動いたのかをすべて知覚し、言語化できた」と言います。その地図を絶えず修正・更新することで、4367本という途方もない数の安打を打ち続けたのです。

２つ目は、**空間を認識する能力の問題**です。シャツの袖に手を入れる際、わたしたちは、服全体の形を把握し、奥行きのある袖を見つけ、穴と自分の手の距離と方向をはか

り、手を袖の先まで動かす必要があります。

　しかし、認知機能の障害により、服の立体的な形の把握が難しく、穴がどこにあるかわからず、思うように手を入れられないのです。

　3つ目は、**動作の順番がわからなくなる**（P.182「カイケイの壁」）という理由です。「Tシャツを着る」というシンプルな動作は、分解して見てみると、複雑な動きで構成されています。**服をつかむ → 服の形を把握する → 裾を持ち、頭を入れる → 服の中で袖の穴を見つけて手を通す → 襟から頭を出す。**

　この手順のどこかでつまずいてしまうと、混乱し、それ以上先には進めなくなってしまうのです。

# 対象物との距離を
# 正確に把握できない

**CHECK** | この障害が原因と考えられる生活の困りごと

## ☑ 茶碗やコップがうまく持てない

茶碗やコップのどこを持てばいいかわからず、安定
して持つことができない。持つことができても口ま
での距離がつかめず、口元でこぼしてしまう。

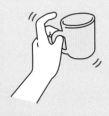

## ☑ 洗濯物を 干すのが難しい

ハンガーを服のどこから入れて
どの向きに通せばいいかわから
ない。洗濯ばさみや物干し竿と
洗濯物の距離感がつかめず、落
としてしまうことも。

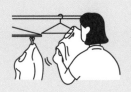

## ☑ 買い物カートを うまく押せない

向かいから来る人や棚にぶつか
らないように動かすのが難しい。
集中しすぎて、買うものを忘れ
てしまうことも。

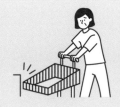

## ☑ 前の車と接近・衝突してしまう

車間距離を一定に保つことが難しい。信号や歩行者
に気をとられると前の車に接近したり、間隔が空き
すぎたりして、クラクションを鳴らされる。

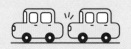

## ☑ 歯磨き粉を
歯ブラシの上に絞れない

歯ブラシの向きや歯磨き粉との距離がわから
ず、歯ブラシの先端に歯磨き粉がちょうどの
るように絞るのが難しい。

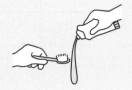

---

心身機能障害 30

# モノや空間の奥行きの
# 存在を認識できない

CHECK｜この障害が原因と考えられる生活の困りごと

---

## ☑ 鍵の開け閉めが
難しい

向きや鍵穴までの距離がわから
ず挿せない。挿せても正しい方
向に回すことが難しい。慣れて
きても別の鍵に替わると、また
わからなくなる。

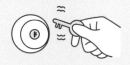

## ☑ 財布から
お金が出せない・
しまえない

お釣りをうまく財布に入れられ
ず、落としてしまう。また、財
布のどこに何があるか、
何をどこにしま
うのかわからな
くなる。

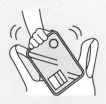

---

## ☑ かばんや袋からものを出せない・しまえない

出したいものに向かってうまく手を動かすことが
できない。しまうときは、かばんの内側と外側が
同じ色だと、区別がつかず、物を入れ損ねてしまう。

## ☑ 階段を降りるのが怖い

階段を降りるとき、自分の足をどのくらい前に動かせばいいかわからなくなる。段差があるように見えないので、足を踏み出して初めて段差があると実感する。

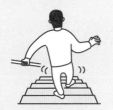

## ☑ 駐車が難しい

バックで駐車をするとき、左右や後ろの距離感がつかめない。ミラーを見たり直接振り返ったりすると、ハンドルを左右どちらに切ればいいのかわからず、混乱する。

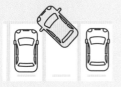

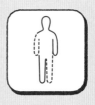

心身機能障害 31

# 自分の身体の位置や動きを適切に認識できない・動かせない

CHECK | この障害が原因と考えられる生活の困りごと

## ☑ 靴や靴下・スリッパを履くのが難しい

足を前後左右どちらにどのくらい動かせばいいかわからず、履き物が履けない。自分の左足の存在を忘れて片足履き忘れたり、靴下は形がつかめず、かかとが上にきたりする。

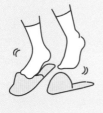

## ✅ 服を着るのが難しい

服の形がつかめず、袖の奥行きを認識できないので、どこに腕を通せばいいかわからない。周りの人に「右手を上げて」などと助言されても、自分の身体のどこに右手があるかわからず、動かせない。

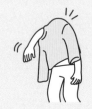

## ✅ メイクをする、髭を剃る、アクセサリーをつけるのが難しい

アイラインを引く方向やマスカラをつけるときの手の動かし方がわからない。メイクは毎日やらないと手順も忘れてしまう。ピアスはつかむことも難しく、耳元で細かな動きができない。

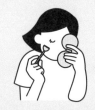

## ✅ ふたや袋が開けられない

ペットボトルのキャップを回す方向や力の入れ方がわからず開けられない。プリンのふたをめくったり、お菓子の袋をつまんで開ける、前後に裂いて開けたりすることも難しい。

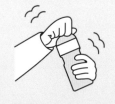

## ✅ 歯を上手に磨けない・磨き残しが多い

口の中の空間で、うまく歯ブラシを動かすことが難しい。ブラシの向きを変えながら手を動かすことが難しく、奥や磨きにくいところにどうしても磨き残しができてしまう。

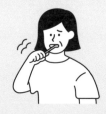

### ☑ お湯と水の出し方が わからない

蛇口を回す、スライドすると いった手の動きが難しい。また、 出し方がボタン式やバータイプ、 温度調整が青と赤の色分け式や スライド式な ど、操作方法 がさまざまで 混乱する。

### ☑ 自転車のブレーキが うまく握れない

自転車のハンドルとブレーキの 間の距離がよくわからず、手が 届かなかったり、ブレーキをつ かんでも力を入れる方向がわか らなかったりする。

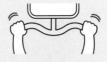

### ☑ 運動中、自分の 身体を思い通りに 動かせない

手足・身体の動かし方がわから ない。ヨガ教室で、先生の真似 をしようとす るが、見聞き した通りに身 体を動かせな い。

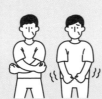

### ☑ はさみを 使うのが難しい

はさみの持ち方や切るときの力 のかけ方がわからない。また、 切りたい方向に合わせて紙を動 かしたり、紙 を常にはさみ の間に入れて おいたりする ことが難しい。

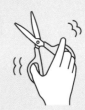

### ☑ 文字を正しくきれいに書けない

ペンの持ち方や動かし方、紙との距離がわからない。 自分ではしっかり書けたと思っても、家族に「字が 乱れていて読めない」と言われ、自分でも読めない 文字になっていることがある。

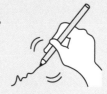

# 二次元銀座商店街

## 2D GINZA SHOPPING STREET

【急募！】地図のない世界を旅する方法

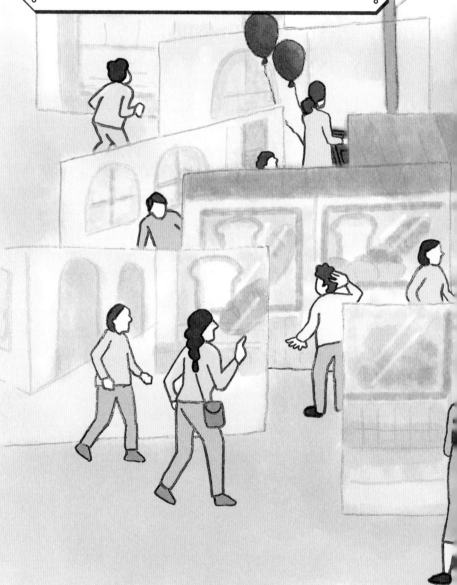

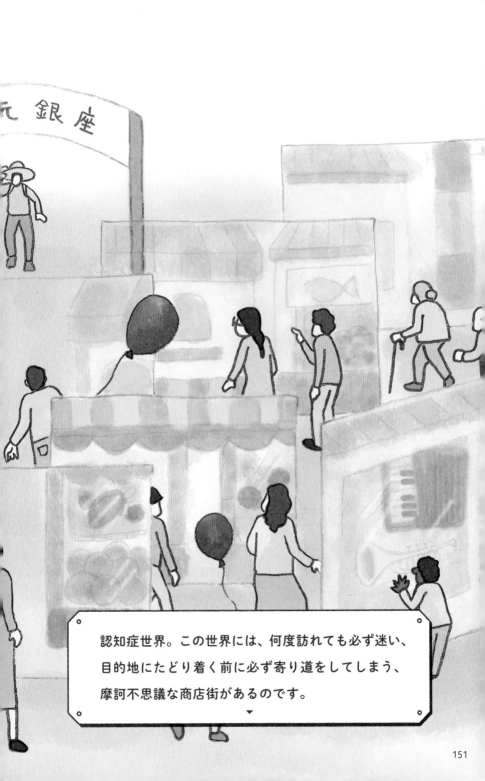

認知症世界。この世界には、何度訪れても必ず迷い、
目的地にたどり着く前に必ず寄り道をしてしまう、
摩訶不思議な商店街があるのです。

▼

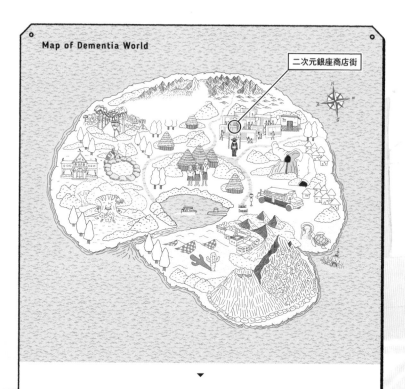

Map of Dementia World

二次元銀座商店街

この世界でもっとも賑やかな通り、二次元銀座。この街では、目の前の風景が平面の絵のように見えるため、「近い」「遠い」という感覚があまりありません。目の前の二次元の景色がすべてなので、自分の位置を空から俯瞰して描かれた「地図」は存在しません。そのうえ歩いていると、東西はふいに入れ替わり、案内板の矢印はあらぬ方向を指し、目印にしている建物は突如消えてしまう、カラクリの街……。

この街を歩く人々は、どうやって目的地に着くというのでしょうか？

# 距離・方向・奥行き……
# 地図を読む感覚が失われていく

　地図を読めない、東西南北がわからない、そんな人は多いですよね。初めて訪れる駅に降り立ったら、まずは構内にある地図を見て……。最近はもっぱらスマートフォンの地図アプリでしょうか。

　でも、地図を見ても自分がどっち向きに立っているのかわからず、スマホを片手に逆方向に歩いてはまた戻って……という経験がある人も多いでしょう。地下から地上に上がると、方向感覚を失い奇妙な気分になることも。こうした出来事も、たまにならいいのですが……。

　これが、毎日通っている「いつもの道」でも迷ってしまうとなると、困りごとは多そうです。

S
T
O
R
Y

11

二次元銀座商店街

> ## 旅人の声
>
>
>
> 　その日は、隣の駅に新しくできたカフェで友人とお茶をするために、1人で家を出ました。電車に乗って、最寄り駅までスムーズに到着。
>
> 　しかし、問題はそのあとでした。駅を出てから、**自分がどちらの方向に向かえばいいかまったく見当がつきません** (P.161)。
>
> 　そこで、目の前にあった立て看板の地図

左右や東西南北など、
方向感覚が
**失われる**

で確認してみることにしました。現在地はここで、向こうにはデパートがあって、反対側には学校があって……と考えながら、**地図と目の前の風景を交互に眺めるのですが、頭の中でこの2つがどうしても重ならない** (P.162) のです。

平面(二次元)の
情報から、空間(三次元)
をイメージできない

　やっとの思いでカフェにたどり着きました。しかし、今度はカフェの中で迷ってしまったのです。

　トイレに行こうと席を立ったのですが、**一向にトイレのマークが見つかりません** (P.163)。何度も同じ場所をぐるぐる歩き回っているうちに、やっとトイレのマークが目に飛び込んできました。なぜ1回で見つけられなかったのか、自分でもわかりません。ただそのときは、どれだけ探しても、わたしの視界にはまったく入ってこなかったのです。

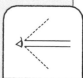

視界の範囲が
限定される・
狭くなる

　最近、さらにショックなこともありました。毎日、もう何年も通い慣れた通勤の途中で道に迷ってしまったのです。

**駅から会社に向かって歩いていると、いつも目にしていたウェディングのお店が見当たらない……。** 実は、店が改装中で、ショーウィンドウのドレスが展示されていなかっただけだったと、あとでわかったのですが、そのときはその変化にとてつもなく大きな違和感を持った (P.164) のです。

空間全体や位置の把握に
必要なランドマークを記憶
(記銘・保持・想起)できない

ここはどこなのか確かめようとあたりを見回したのですが、「こんなお店あったかな？」「あれ、こんな細い道だったかな？」「この道は本当に会社に向かっているのかな？」とすべてに対して自信がなくなり、疑心暗鬼になってしまいました。

　次第に、「道を間違えたんだ」という思いが膨らみ、その場に立ち尽くしてしまいました。そのときは、たまたま後ろから歩いてきた同僚が声をかけてくれたので助かりました。

　そこでわたしは、通勤などの頻繁に使うルートで迷わないようにするために、家族と一緒に写真つきのオリジナルマップをつくりました。

　まず、会社や自宅・病院など、よく訪れる場所までの道のりを、家族と一緒に歩きながら写真を撮ります。次に、道のりに沿って見えてくる順番に写真をノートに貼り付け、「この看板が見えたら左に曲がってね！」「この建物が見えたらまだまだ直進」などと、メモを書きます。

　この地図があれば、歩きながら見えてくる建物などを手掛かりに、写真と照らし合わせて目的地まで１人で進むことができます。もし迷っても、この写真を見せて、人に尋ねることもできます。こうやって、少しずつ工夫を重ね街を攻略していっています。

# いつもの道で
# 迷ってしまう理由

　普段通い慣れた道でも迷ってしまうのは、どうしてでしょうか。

　１つ目は、**前後左右の方向感覚が失われてしまう**から。わたしたちは通常、「あっちの方に５分ほど歩いたあたりだったなあ」という感じで、現在地と目的地の位置関係を大まかに捉えながら移動しています。しかし、方向と距離、奥行きの感覚に障害を抱えることで、**この関係を把握できなくなります**。

　２つ目は、**見えていない道や建物を想像することが困難なためです**（P.032「ホワイトアウト渓谷」）。だれかに道を尋ねて、「２つ目の角を右に」と言われても、今、自分が立っている場所で「右」はわかっても**「その先の角」がどこなのか想像できない**ため、どこで右に曲がればいいのかがわからな

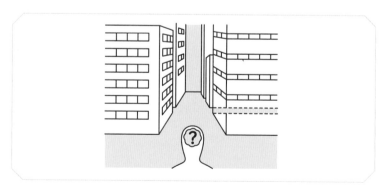

図　「次の角を右に」がわからない

くなるのです。

　3つ目は、**ランドマークへの注意と記憶が難しくなる**から。わたしたちは道を歩いているときに、「このポストが右に曲がる目印だ！」と強く意識していなくとも、なんとなく「ポストの角を曲がったな～」くらいの感じで、街のランドマークを自分の記憶に留めています。**その記憶を重ねていくことで、「馴染みの街」というものができる**のです。

　しかし、ランドマークを記憶に留めておくことが困難になると、認知症のある方は、自分なりの特定の目印を決めて移動することが多くなります。**その目印をなんらかの理由で失うと**（閉店・改装・移動などにより）、曲がるべきところで曲がれなかったり、いつもと違う様子に混乱し、違う道を歩いてきてしまったと焦ったり、前に進めなくなってしまったりするようです。

　4つ目は、**視界や視野の問題**です。認知症により、視野が狭くなり、頼りとしている目印が目に入らなかったり、曲がり角を見落としたりすることが起きがちです。トイレのマークが一向に目に入ってこなかったのは、トイレの**マークが通路側に直角に飛び出ておらず、壁に貼りついていた**ため、狭くなった視野に入らなかったことが原因の1つと考えられます。

　5つ目は、心強い武器であるはずの**地図**（紙でもアプリでも）**と、目の前に広がる景色を照らし合わせることが難しい**。つまり、「二次元」と「三次元」の情報を照合することが難しいという理由です。

ある日、仕事で大きな駅に降り立ったときに、はたと困ってしまいました。わたしの行きたかった施設は、「A7出口から出て直進」と案内板に書いてありました。

　周りをキョロキョロ見回すと、天井に「A7↑」とぶら下がっているサインが見つかりました。「えっ……!?」。落ち着いて考えると「↑＝直進」だとわかるのですが、そのときのわたしには、**この「↑」が「天井を指している」としか思えなかった** (P.162) のです。

平面(二次元)の
情報から、空間(三次元)
をイメージできない

　「なんなの、これ!? どうしよう……」。さらにキョロキョロ周りを見ると、今度は斜め上に伸びた「↗」もありました。「斜め上に行くって、どういうこと!?」。ますます混乱してしまい、もう、この駅から二度と出られないような気持ちになってしまいました。そのときは、通りがかりの親切な女性が「お困りですか？」と声をかけてくださり、無事ことなきを得たのですが。

　また、こんなこともありました。夫と近所の大型ショッピングセンターに買い物に出かけたときのことです。

　買い物はたいてい車で行くのですが、駐車はひと苦労です。あの白い線の枠の中に、上手に車を停めることができません。**どのくらい奥まで車を入れたらいいのか**

モノや空間の
奥行きの存在を
認識できない

（P.146）、**どちらの方向にハンドルを切れば**
**いいのか** (P.161)、混乱してしまうのです。
バックでの駐車はなおさらです。

　最近は、**駐車場の奥の壁や運転中の前方**
**の車との距離感がつかみづらく** (P.145) な
ってきており、運転することがどんどん難
しくなってきました。

　店内に入ってからは、カートを押して歩
いていると、ふとした瞬間に**右隣にいる夫**
**の姿が見えなくなって、「あれ、どこいっ**
**たの？」と思う** (P.163) ことがたびたびあ
りました。そのたびに、あたりをくるりと
見回して、「あ、すぐ隣にいたのね」と確
認します。どうも、視界に入る範囲が狭く
なってきているようです。

左右や東西南北など、
方向感覚が
失われる

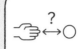

対象物との
距離を正確に
把握できない

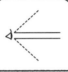

視界の範囲が
限定される・
狭くなる

STORY 11 二次元銀座商店街

# 矢印の指す方向が
# わからなくなる理由

　駅や店舗・道などでよく見る、「↰」とか「↖」とか「↑」
の矢印。「これって戻るってこと？ 左上に進むってどうい
うこと？」。だれでも一瞬、指している方向がわからないと
きってありますよね。

159

その理由はこうです。わたしたちが目にする**矢印は、紙や看板に描かれた平面上（二次元）の情報**です。一方、その矢印が指す方向は、**上下左右に加え、前後を含む空間（三次元）の情報**を表しています。

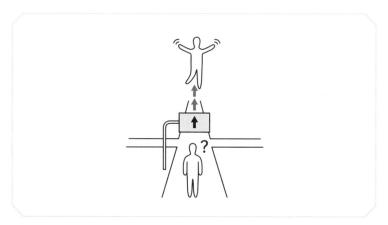

図 「空？」矢印って難しい

そのため、矢印を見て進む方向を理解するためには、看板に描かれた**二次元の情報と、目の前に広がる三次元の空間を頭の中で統合する**、という高度な認知機能が必要となるのです。**地図を読むことが難しいのも、同じ理由**です。

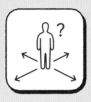

心身機能障害 32

# 左右や東西南北など、方向感覚が失われる

## ☑ 出入り口がわからなくなる

駅の構内を歩いていると、いつの間にか迷ってしまう。自分がどちらから来たかわからなくなり、自分が向かっている出入口を見つけられない。何度も同じところを行き来して、不安になる。

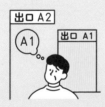

## ☑ 道順を説明されても理解できない

道を尋ねたとき、「改札を出て、すぐ左に曲がって直進」と説明されても、改札を出て左に曲がるということができない。右と左はわかるが、先の空間でどこで左に曲がるのかがわからない。

## ☑ 本・新聞など、改行がある文を読むのが難しい

改行があると、どこを読んでいたのかわからなくなる。気づくと何度も同じ行を読んでいる。集中してじっくり読めば読めるが、ものすごく疲れる。

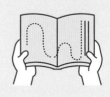

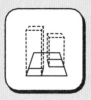

心身機能障害 33

# 平面（二次元）の情報から、空間（三次元）をイメージできない

**CHECK** | この障害が原因と考えられる生活の困りごと

## ☑ 矢印が指す方向がわからない

直進を示す矢印が「天井を指している」と思い、進めない。斜め上や曲がった矢印はどこを指すのか理解できない。また、案内表示が多いと目に突き刺さるように感じ、情報量に圧倒されてクラクラする。

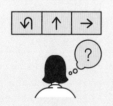

## ☑ 地図が読めない・地図上で自分が今どこにいるのかわからない

地図上で自分と周囲の位置関係が把握できず、現在地や進むべき方向がわからない。自分の進む向きに合わせようと地図を逆さまにすると、また自分のいる場所と方向がわからなくなる。

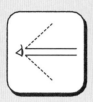

心身機能障害 34

# 視界の範囲が
# 限定される・狭くなる

**CHECK** | この障害が原因と考えられる生活の困りごと

## ✓ 目の前の グラスや調味料を 倒してしまう

目の前にある食器が目に入らず、食事中に自分の手を引っかけてしまい、グラスを倒したり、フォークを床に落としたり、醤油を倒してこぼしてしまったりする。

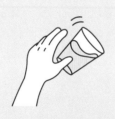

## ✓ 隣を歩く人が 見えなくなる

一緒に歩いていたはずの人が、視界に入ってこなくなり、いなくなってしまったと思うときがある。キョロキョロあたりを見回すと視界に入ってきて、「あ！いたんだ」と安心する。

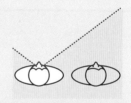

STORY 11 二次元銀座商店街

## ✓ 案内サインが見つけられない

デパートでトイレが見つからず、同じ場所を何度も行き来してしまう。トイレのサインが壁から飛び出ておらず、壁にペタっと貼られている（しかも、高い位置に小さく）と視界に入らない。

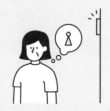

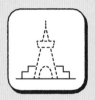

# 空間全体や位置の把握に必要なランドマークを記憶（記銘・保持・想起）できない

**CHECK** | この障害が原因と考えられる生活の困りごと

## ☑ もと居た場所・来た場所に戻れない

駐車場で迷い、車に戻れないことがよくある。行きとは違う出入口から出るとさらに混乱する。同様に飲食店でトイレから戻るときも、どちらから来たかわからなくなり、席に戻れない。

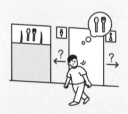

## ☑ 自分の部屋や席がわからない

自分の部屋がどこかわからなくなり、家の中で探してしまう。職場のビルでは、自分のオフィスがある階や自分のデスクがどこかわからず、迷ってしまう。

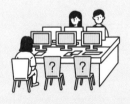

# カクテルバー DANBO

COCKTAIL BAR DANBO

この世界は、あなたの注意を奪うもので溢れている

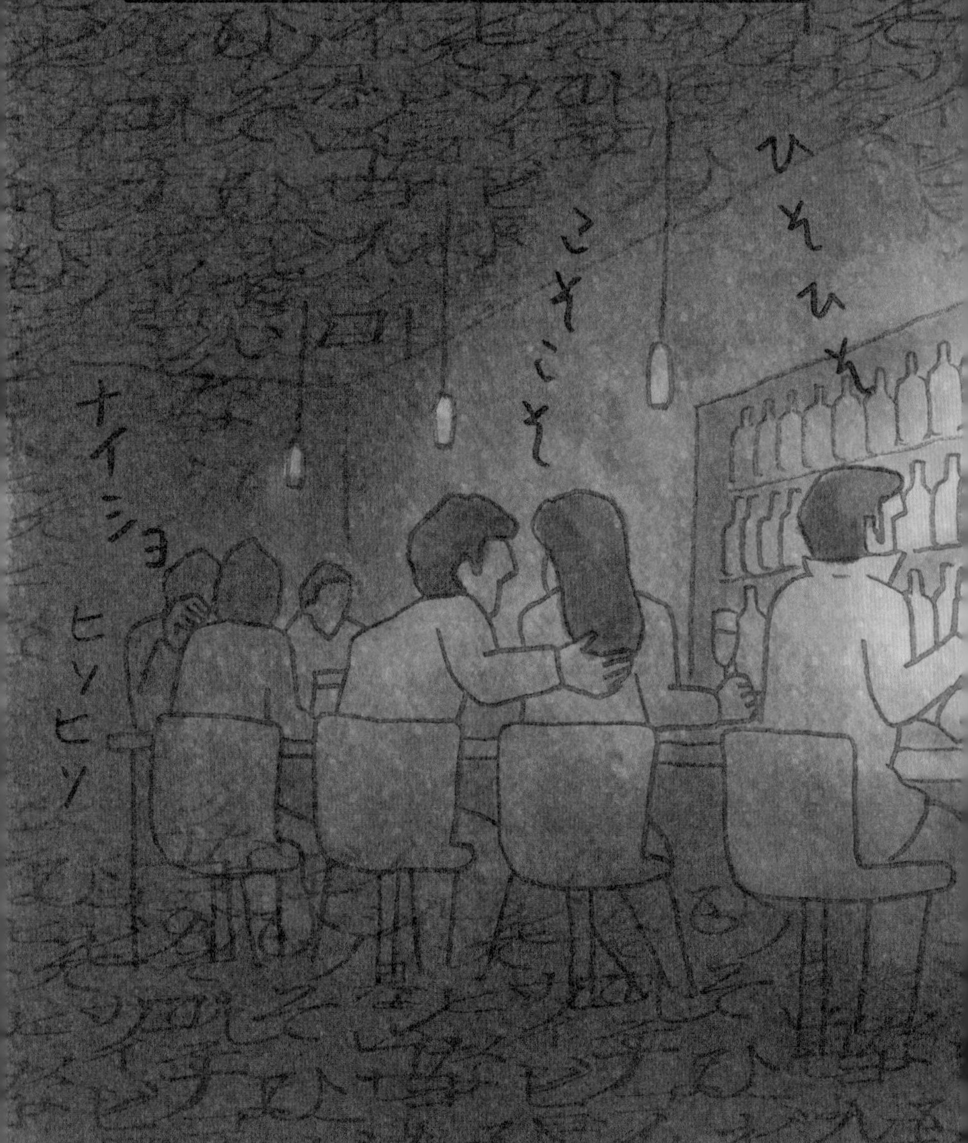

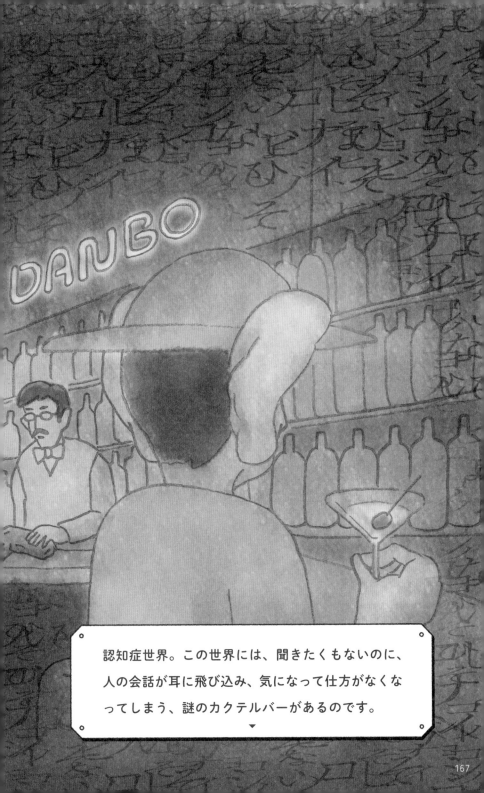

認知症世界。この世界には、聞きたくもないのに、人の会話が耳に飛び込み、気になって仕方がなくなってしまう、謎のカクテルバーがあるのです。

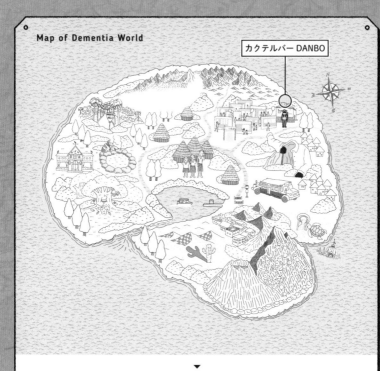

Map of Dementia World

カクテルバー DANBO

二次元銀座の外れにある隠れた名店。大切な人との食事のあとは、このバーで一杯交わすのがこの世界の夜の楽しみ方です。しかし、カウンターに座ってしっぽりと会話を楽しんでいると……。店の隅でヒソヒソと語られている大統領暗殺計画、服ノ袖トンネルに眠る秘宝の噂……そんな話が次から次へと耳に大きく響いて、頭から離れてくれないのです。わたしの耳は大きくなってしまったの？

おかげで、隣に座る恋人からは「人の話ちゃんと聞いてる!?」と大目玉を食らう羽目に。

# 他人のヒソヒソ話を
# 遮ることができない

「カクテルパーティー効果」という言葉を知っています
か？騒がしいパーティーのような環境でも、遠くの人の会
話に登場した自分の名前だけは妙に聞こえる、といった自
分に必要な声や音を聞き取る脳の働きのことです。

　このように、**人には自分が必要な情報に特別な注意を向
けて、集中する能力が備わっています**。

　しかし、その機能が損なわれたことで、まったく不要の
声までなんでもすべて耳に入ってきてしまうとしたら……。

旅人の声 ‍

　それは、町内会での出来事でした。

　会長がわたしたちの前に立ち、マイク
を使って話をしている中、隣の人たちが
ヒソヒソと、関係のない話をはじめました。

　声のボリュームは明らかにマイクの方が大きいの
ですが、わたしには**隣の人たちの話がやた
らと耳に入ってきて、目の前の会長の大き
なマイクの声を聞きとることができなく**
(P.175) なってしまったのです。ヒソヒソ
話の内容は、特に気になるような話題では
なかったのに。

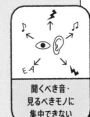

聞くべき音・
見るべきモノに
集中できない

なんとか話を聞き取ろうと、メモを取りながら話を聞こうとしたのですが、**話を聞こうとするとメモの手が止まり、メモを取ろうとすると話についていけなくなり**(P.176)、どうにもうまくいきません。とうとう町内会長の話にまったくついていけなくなってしまいました。それはまるで、制御不能な暴走車を運転しているかのよう。右に行こうとしているのに、むりやり左に引きずっていかれるような、自分の耳があちこちへと持っていかれてしまう感覚なのです。

複数のことを
同時に
実行できない

自分は聞こうとしていないのに、強制的に聞きたくないものを全力で聞いてしまうので、**終わる頃にはもうヘトヘトでした**(P.179)。

頭と身体が
短時間で疲れやすい

また、喫茶店で近所の友人たちとおしゃべりを楽しんでいたときのこと。お店に入ると、なんだか**蛍光灯の光が目に突き刺さるかのように飛び込んできた**(P.180)のです。

視覚・聴覚・嗅覚が
敏感になる

友人にお願いして、テーブルの隅のなるべく光が当たらないところに座らせてもらい、「なんとか大丈夫」と思ったそのとき！ 店の外から救急車のサイレンが聞こえてきました。

友人たちはパッと外に目をやりましたが、それはほんの一瞬。あとは何事もなかったようにおしゃべりを続けています。

しかし、わたしだけはどうしてもサイレンの音が気になり続けてしまいます。だんだん、みんなが何を話しているのかよくわからなくなってしまいました。話を振られればなんとか適当に答えるのですが、もう会話も楽しめず、帰りたくなってしまいました。

　わたしの耳は、すっかりサイレンの音の虜になってしまったようで、**救急車が遠く通り過ぎた後もずっと、わたしの耳ではサイレンの音が鳴り響いて** (P.181) いたのです。

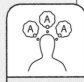

特定のモノ・コトに目・耳・思考が固執し、他に注意を向けられない

　こんなことが立て続けに起こったので、ほかのことに気をとられず、もっと集中して人の話をしっかり聞き取らなければ……と思い、人と会話をするときは、話している人の口元を見つめながら聞くことにしました。

　しかし、またしても不思議な出来事が起こったのです。家で夫の仕事の話を聞いていたときです。話を聞き逃すまいと、じっと夫の口元に集中していました。すると、いつの間にか、話し声がぼんやりとしか聞こえなくなっていることに気がつきました。そして、**口が縦に横に動いているその動きから、目が離せなく** (P.181) なってしまったのです。

　どうも、見ることと聞くことは、わたしの中でつながらないようで、話し声に注意を向けるのはこんなにも難しいことなのかと、ぼう然としてしまいました。

　しかし、家族や友人との会話は日常の大切な楽し

みの１つです。このままあきらめてしまうわけにも
いかないので、わたしは最近、人と会う場所をすす
んで自分で選ぶようにしました。

　たとえば、隣の人との席が近すぎず、BGMがか
かっていなくて、店員さんの声が飛び交っていない、
なるべく静かなお店を選んでいます。音以外でも柔
らかな光のお店など、なるべく五感にストレスのか
からない環境を選べば、脳への負担も少なくなり、
疲れにくいので長く楽しく話せます。

　わたしにやさしいお店は、友人たちにとっても落
ち着いてゆっくりできるお店のようで、「お店選びの
センスがいいね」なんてほめられることも。「音や光
など環境の情報もいっしょに書かれているグルメサ
イトがあるといいなあ」と思っています。

# 人の話を
# 集中して聞けなくなる理由

　テストの前日、勉強しなければならないときでも、スマ
ートフォンの着信音が鳴ったら集中が切れ、そのままメー
ルやSNSに目移りしてしまう。そんなふうに集中力を欠い
てしまう経験は、だれにでもあるはずです。

　あの状態が、日常会話の中でも常に続いてしまうことを

想像してみてください。

　わたしたちの脳は、五感から入ってくる大量の情報の中から、注意するもの、注意しないものを選択・切替しています。この操作のことを「注意」と呼びます。

　たとえば、カフェでコーヒーを飲んでいるとき。

　舌からはコーヒーの味が、鼻からは匂いが感じられます。指はカップの温度を感じ、耳からはカチャカチャとスプーンの音が聞こえ、目からはお店のインテリアが見えるなど、多くのことを感じとっています。

　しかし、**コーヒーを飲んでいるときに、「今、お尻の右下あたりがちょうど椅子の角に当たっている」と感じながら飲むことはあまりありません**よね。

　このとき、あなたの注意は「コーヒーの味」に集中していて、ほかのことに注意が向かないよう、無意識に取捨選択しています。つまり、コーヒーの味に注意を向け続けると同時に、**ほかのものへの注意を抑制している**のです。

　人の話が聞けなくなる理由の１つは、**こうした注意の選**

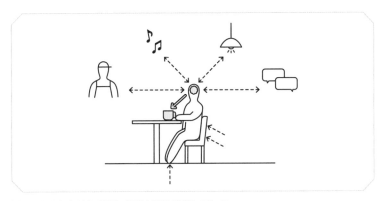

図　わたしたちは無意識に情報を取捨選択している

択・切替・持続・抑制が難しいためです。

　２つ目の理由は、**注意の分配が難しい**ことです。カフェで友人と話し込んでいる最中でも、喉の渇きを感じたら合間にドリンクを飲んだり、店員さんが近づいてきたことを感じて呼び止めたりしますよね。これが、注意の分配です。

　日常生活の中で、完全に１つのことだけに集中するシーンは意外と少ないもの。人は、自分の注意をいくつかのことに分配し、同時に働かせることで複数の行動をとっています。

　しかし、こうした注意の分配がうまくいかなければ、人の話に集中できたとしても、ほかのことがまったくできなくなることがあります。自分の喉が渇いていることに気づかなかったり、店員さんが目の前を通ってもまったく目に入ってこなかったりするのです。

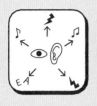

心身機能障害 36

# 聞くべき音・見るべきモノに集中できない

## ✓ 駅のアナウンスが聞こえない

行き先のアナウンスが聞きたいのに、業務連絡や注意などほかのアナウンスが耳に入ってきて、聞きたいことを聞けない。反対側のホームのアナウンスとごちゃごちゃになり混乱することも。

## ✓ 予約の日付を間違える

ネットでチケットを予約するとき、画面で予約カレンダーを見て何度も確認したはずなのに一日ずれて予約してしまう。間違いに気がつかずキャンセル料を払うことになる。

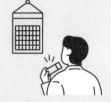

## ✓ 運転中、信号・標識などに気がつかない

運転中、赤信号が目に入らずぶつかりそうに。以前は交差点では無意識に信号を認識できていたのに、今は常に意識して全方位に注意を向けなければ、気づくことができない。

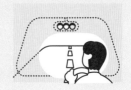

## ☑ 周囲の音が気になり、話が聞けない

子どもたちの笑い声やゲーム、テレビの音などが一斉に耳に入り、相手の話す声がまったく耳に入ってこない。飲食店でも、BGMや隣の席の会話が極端にうるさく感じる。

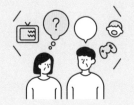

---

## ☑ 書類を作っていても、ほかのことが気になりミスしてしまう

文章を書く、数値を入力するなどの作業をしているときに、ふとだれかの着信音に耳が持っていかれたり、前を通った人に目が持っていかれたりして、集中できずミスしてしまう。

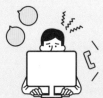

心身機能障害 37

# 複数のことを同時に実行できない

**CHECK** | この障害が原因と考えられる生活の困りごと

## ☑ レジで複数のことを言われると混乱する

会計時、「袋はご入用ですか？」と聞かれたり、クーポン券を渡されたりすると、何をすればいいかわからなくなる。また、後ろに人が待っていたり、店内で宣伝や音楽が流れていたりすると、さらに混乱する。

## ☑ 出先で忘れ物をする・家の中でものがなくなる

移動中切符をなくしたり、外出先でカバンやコートを置き忘れたりする。スーパーでは、乗っていった自転車や袋詰めした商品を置いてきたりする。家では、リモコンや携帯をどこに置いたかわからなくなる。

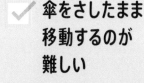

## ☑ 傘をさしたまま移動するのが難しい

自分の上に傘をさしながら、対向者を避け、その人の傘とぶつからないように自分の傘を動かし、距離を保ちながら歩くのは、気をつけることがたくさんあって難しい。

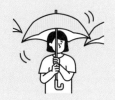

## ☑ 横断歩道を渡るのが難しい・青信号のうちに渡りきれない

信号が青になっても、すぐに足を動かせず出遅れてしまう。後ろの人の邪魔にならないように速く歩き、前からの対向者を避けながら歩くのが難しい。信号がいつ赤になるかと焦る。

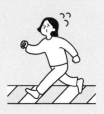

## ☑ 周囲に注意を払って歩くのが難しい

歩行者や突然現れる自転車、歩道がなければ車との距離にも気をつけなければならず、とても疲れる。犬の散歩をするときは、犬の動きやフンの始末など気をつけることが多くて大変。

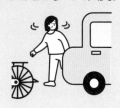

## ☑ 歌のリズムがとれない・伴奏に合わせられない

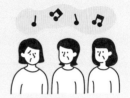

リズムに合わせて歌えずズレてしまう。伴奏をよく聴こうと注意すると、自分の口を動かすことを忘れてしまい、出遅れる。

## ☑ 複数人の会話についていけない

複数人で話すとき、だれが何を話したのかを理解することが難しく、話の流れについていけない。そのため、会議の議事録が書けない。また、長い話を集中して聞くのは疲れてしまう。

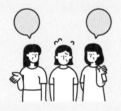

## ☑ 話を聞きながらメモするのが難しい

人の話を聞きながら理解し、頭で文章をまとめ、紙に書くことができない。話を聞こうとすると手が止まり、メモしようとすると耳に話がまったく入ってこなくなる。

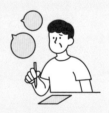

## ☑ スマホをゴミ箱に捨ててしまう

両手に物を持っていると、捨てる物と捨てない物が混同する。右手に持っていた空きボトルを捨てるつもりが、気づいたら左手に持っていたスマホをゴミ箱に入れていた。

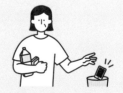

## ✓ アクセルとブレーキを 踏み間違える

ブレーキを踏むつもりが、足を置いていたアクセルをそのまま踏んでしまいぶつかりそうになる。バック駐車時は、ハンドル操作に集中するあまり足に注意が向かず、間違いやすい。

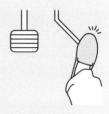

**心身機能障害 38**

# 頭と身体が短時間で 疲れやすい

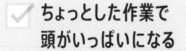

**CHECK** | この障害が原因と考えられる生活の困りごと

## ✓ ちょっとした作業で 頭がいっぱいになる

午前の仕事が終わると、頭と身体がとても疲れて動けなくなる。自分の作業に集中するためにとても頭を使っている感じがして、一度寝たりして身体を休めないと、何も考えられず体調が悪くなる。

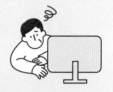

## ✓ 少し本を読んだだけで 疲れてしまう

読書をしようとしても、数ページ読んだだけで疲れてしまう。1つひとつの文字をじっくり見て、順に行を追い、内容を理解しようと集中しすぎているようで、頭がひどく疲れる感じがする。

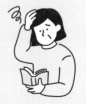

心身機能障害 39

# 視覚・聴覚・嗅覚が敏感になる

**CHECK** | この障害が原因と考えられる生活の困りごと

## ☑ 明るい照明が、目に刺さるように感じる

光が集中して当たるスポットライトや照度の高い照明・強い直射日光は、極端に眩しく感じる。時には、光が目に刺さるような痛みを感じて、目を開けられなくなってしまうことも。

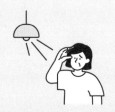

## ☑ 館内放送が耳障りで疲れてしまう

買い物中、呼び込みやBGMが絶えず流れていて、とても疲れてしまう。聞こうとしていないのに周りの音がすべて耳に入ってきてしまい、意識して聞かないようにすることができない。

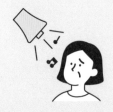

## ☑ 電車内の人の匂いに敏感になる

人との距離が近くなる電車の中で、汗や香水の匂い、洗剤や柔軟剤の匂いがとてもきつく感じる。ひどいときは匂いに耐え切れず、体調が悪くなり途中下車することも。

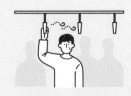

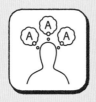

心身機能障害 40

# 特定のモノ・コトに
# 目・耳・思考が固執し、
# 他に注意を向けられない

**CHECK | この障害が原因と考えられる生活の困りごと**

## ✓ 特定の音が耳から離れない

会話中、外から聞こえた救急車のサイレンの音に耳が持っていかれてしまう。救急車が通り過ぎた後もずっとサイレンの音が気になって、話がまったく耳に入ってこない。

## ✓ 口元の動きを見てしまい、話が聞けない

相手の話をしっかり聞こうと思い、じっと口元を見て話を聞いていると、いつの間にか口の縦横の動きに集中してしまい、話し声や内容が耳に入ってこなくなってしまう。

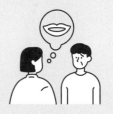

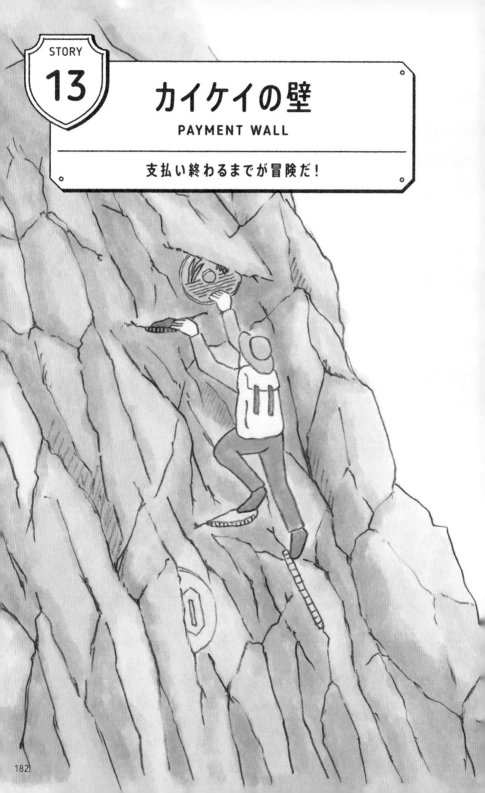

STORY

13

# カイケイの壁

PAYMENT WALL

支払い終わるまでが冒険だ！

認知症世界。この世界には、お会計というゴールに
たどり着くまでに、数々のトラップが潜んでいる高
い壁がそびえ立っているのです。

▼

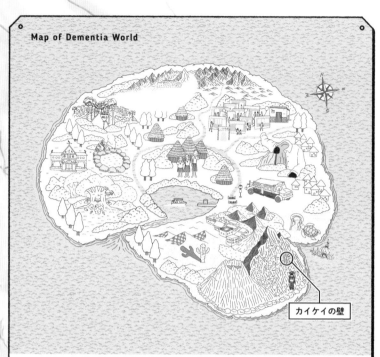

Map of Dementia World

カイケイの壁

この世界屈指のクライミングスポット・カイケイの壁は、なんと、とあるスーパーマーケットの目の前にそびえ立っています。ほぼ直角のこの壁を登り始めると……。

時には記憶の溝にはまり、どこに手を伸ばせばいいのか次の動きがわからなくなる。時には巨大な生き物の鳴き声に驚き、注意を奪われる。目の前の空間が歪み、足を滑らせ踏み外す。タイムリミットは数十秒。この断崖絶壁のアドベンチャーに挑む道のりには、さまざまな難所が待ち受けています。

# 次々に襲い来る
# 「手続き」という名の壁

　わたしたちの生活には、いろいろな「手続き」があふれています。手続きとは「続」という言葉が入っているように、複数の工程を手順通り続けることを意味します。その工程で1つでもつまずくと、ゴールにたどり着きません。

　お会計をする、という単純に見える手続きにも、**実は複数の手順が隠れている**のです。

> ## 旅人の声
>
> 　買い物に出かけるのがわたしの楽しみだったのですが、最近は最後の会計で悩むことが多くなってきました。
>
> 　よく困ってしまうのは、「お会計は355円です」と言われて、**財布を取り出そうと目線を落とした瞬間に、いくらだったのか忘れてしまう** (P.041) こと。これまでは何回かに1回程度だったのですが、最近ではほとんど毎回聞き直しています。
>
> 　数字や記号は、特に記憶に残りにくいようです。533円と勘違いしてしまうこともしばしば。
>
> 　でも実は、ただ忘れてしまうだけではなくて、計算することも難しくなっているのです。店員さんか

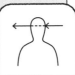

見聞きしたこと・
考えたことが瞬時に
記憶から消え去る

ら355円と言われても、**100円が３枚と10円が５枚……というふうにパッと頭に浮かばない** (P.192) のです。

簡単な数の計算が
できない

　この前は、財布からお金を取り出す途中、「ポイントカードをお持ちですか？」という店員さんの一言に気を取られ、**金額が頭から飛んでいって** (P.176) しまいました。

**シルバーと白っぽいシルバーという微妙な色の違いがわからず、100円と1円が区別できない** (P.096) こともよくあります。355円なのに、１円玉を８枚取り出し、58円出してしまう、といったように。

複数のことを
同時に
実行できない

　それから、**１円玉だと、ちゃんと認識できていても、うまくつかめない** (P.146) こともあります。財布という小さな空間に指を入れる。親指と人差し指をうまく目的の場所まで動かし、つかみたいものをつかむ。１つひとつが格闘の連続です。

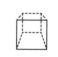

細かい色の差異を
識別できない

　そんなたくさんの壁を乗り越えようと格闘しているうちに、気がつけばわたしの後ろには長い列が……。**「もう、急がなきゃ！」と思えば思うほど思考は空回りして、いったい今、何をすればいいのかわからなくなって** (P.176) しまいます。

　最近は、レジも多様化してきていますね。無人レジで、自分でバーコードをスキャンするところ。商品の打ち込みまでは店員さんがしてくれて、支払い

モノや空間の
奥行きの存在を
認識できない

だけは別の機械でするところ。**いつも行かないスーパーに入ると知らないシステムで戸惑ってしまう** (P.193) ことがよくあります。

しかし、キャッシュレス決済をするようになってからは、お会計はだいぶ楽になりました。

金額がいくらか計算しなくとも、ICカードをピッとすれば会計完了。小銭がうまく取り出せずに焦ることもなく助かります。

A→A'

?

小さな環境変化に
柔軟に対応できない

# 会計にすごく時間が
# かかる理由

会計という行為を振り返ってみても、**金額を聞く → 金額を覚える → 小銭と紙幣の組み合わせを計算する → 必要なお金を探す → お金をつかむ → 店員さんにお金を渡す**という6つの手順があります。

この手順の中に潜むのは、店員さんから聞いた金額を財布からお金を出すまで覚えておくという**「記憶の壁」**、小銭と紙幣の最適な組み合わせを計算する**「計算の壁」**、色と形を見分けて必要なお金を見つける**「錯覚の壁」**、店員さんの声かけやBGM・後ろで待つ人を気にするなど、いつでも不意に現れ、複数の情報の中から意識の取捨選択を迫られ

る「注意の落とし穴」、財布の中の硬貨をつかみ、トレイに
お金を出す「空間の壁」。

　このうち１つもつまずくことなく会計を済ますことは、
実はとっても大変。**ちょっとつまずいただけで、途端にこ
のあとどうすればいいのか、わからなくなってしまうこと
が**あるようです。

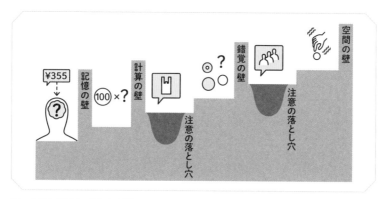

図　会計に潜むたくさんの罠

　こうした事態を避ける方法は、シンプルです。

　**ゆっくりと店員の話を聞き、金額を何度も確認し、財布
からじっくりお金を出す。つまり、たっぷり時間をかけて
会計をすればよい**のです。イギリス発の「スローレジ」「ス
ローショッピング」＊ という活動をきっかけに、日本でも、
ゆっくり買い物することを推奨する活動が行われるように
なっています。これは本当に助かりますね。

＊　認知症のある方や高齢者が楽しくショッピングできるよう、店内の動線やスタッフ教育を独自に開発した店
　　舗連動型の支援サービス。１人の英国人女性キャサリン・ベロ氏がこのサービスを立ち上げ、現在英国の大
　　手スーパーマーケットや家具販売店の IKEA が導入しています。
　　http://www.slowshopping.org.uk/
　　https://designing-for-dementia.jp/design/008_casestudy_shopping/

この間、仕事をしていたときにも困ったことが。

　毎日、出勤・退勤する際はパソコンで勤務時間を記録していたのですが、いった**いどの画面を開けばいいのか、突然わからなくなってしまった** (P.194) のです。

慣れ親しんだ
手続き・習慣を
想起・実行できない

　そのときは同僚に代わりにやってもらったのですが、画面を開いても、どこのボタンを押せばいいのかさっぱり見当がつきませんでした。

　朝からトラブル続きだったこともあり、頭も身体もぐったり。今までなら、疲れても少しコーヒーを飲んだり、昼食をはさんだりすることでリフレッシュできていたのですが、**この日は少し休んだだけでは回復せず、何もする気力がなくなってしまいました。** (P.179)

頭と身体が
短時間で疲れやすい

　また、別の日に遠方に出かけたときのこと。交通系ICカードの残金が切れたので、チャージ機に向かいました。

　すると、チャージ機がいつも使い慣れているものと少し違っていて、やり方がさっぱりわからなくなってしまいました。**「定期券」「チャージ」「回数券」などいろいろなボタンがあって、どのボタンを押せばいいのかわからなかった** (P.070) のです。

フルーツ ≠ 🍎

抽象的言語・概念・
記号の表す意味を
想起できない

　こんなふうに、わたしの日常には、目には見えな

いたくさんの「壁」があります。

このときは、**とにかくいろんなボタンを押してみるものの何回もやり直し。**(P.196)それに気づいた隣人が、親切に教えてくれてやっとチャージができました。

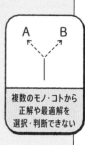

複数のモノ・コトから
正解や最適解を
選択・判断できない

# 交通系ICカードを
# チャージできない理由

　**手続きの順序が少しだけ変わったり、新しい手続きが加わったりすることで、途端にその行為が難しくなる**ことがあります。

　ある券売機では「カード挿入 → チャージボタン → お金挿入 → カード受け取り」でチャージが完了します。しかし、別の駅の券売機では「チャージボタン → カード挿入 → お金挿入 → カード受け取り」というように、順番が入れ替わっていることがあります。

　このちょっとした変化だけで、混乱が起き、手続きが踏めなくなってしまうのです。

　**カップ麺をつくる際も、多くの場合はふたを半分開ける → お湯を入れる → 3分待つ → ふたを開けるという4つの手順で構成されますが、そこに「スープを取り出す」の手順が加わるだけで難しくなる、という経験**をした方もいら

っしゃるでしょう。それもまた、同じことです。

　また、この困りごとは言語の問題 (P.060「創作ダイニングやば ゐ亭」) とも関係しています。

　「ICカードにお金を補充したい」と思っても、そのための行為が「チャージ」という言葉と結びついていなければ、そのボタンを押すことができないのです。カタカナ言葉は、その原因となることが多いようです。

# 簡単な数の計算ができない

## CHECK | この障害が原因と考えられる生活の困りごと

### ✓ 適切な分量を量れない

コーヒーに砂糖を入れるとき、1つ、2つと数えていたがいつの間にかいくつ入れたのか忘れていた。同様に、お米や調味料を量るときも間違えやすい。

### ✓ 支払う金額の計算ができない

金額に対して、お札と小銭のどれをいくつ出せばいいかわからない。間違えたり待たせたりすることが怖く、ついお札で払い、財布が小銭でいっぱいに。

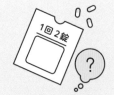

### ✓ 薬の量を数え間違える

薬を慎重に数え、間違えていないと思っても、よく見ると多く出していたりする。いろいろな種類の薬を飲むときは、同じものを2個出したり、1個出し忘れたりすることが多い。

### ✓ 注文する弁当の数を間違える

人数分の弁当を注文する際、いつも間違えてしまう。何度も声に出して数え、そのときは合っていたはずなので、どうすればいいかわからない。

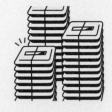

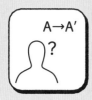

心身機能障害 42

# 小さな環境変化に 柔軟に対応できない

## ✓ 目印がなくなる・ 変わると、 途端に道に 迷ってしまう

いつも曲がる角に、カフェの立て看板が出ていないだけで、途端にいつもと違う道に感じられ、どこに向かえばいいのか、いったいここはどこなのかわからなくなってしまう。

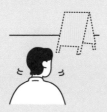

## ✓ 家電や文具など、 新しいものの 使い方が わからない

家電を買い換えると、ボタンの位置や操作手順が変わるので、使い方がわからなくなる。ボールペンも、ノックする場所が変わったり、回してペン先を出すタイプだったりすると戸惑う。

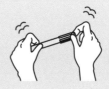

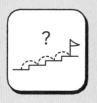

心身機能障害 43

# 慣れ親しんだ
# 手続き・習慣を
# 想起・実行できない

**CHECK** | この障害が原因と考えられる生活の困りごと

## ☑ 着替えの手順を間違える

インナーを着る前にコートを先に羽織ってしまったり、ボタンをところどころ留め忘れてちぐはぐになったりする。また、腕時計の付け方や靴紐の結び方もわからなくなる。

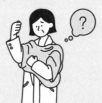

## ☑ 味噌汁を作る工程がわからなくなる

味噌を水の中に真っ先に入れてしまったり、出汁を入れ忘れたりする。いつも使っていた鍋がわからず、何から手をつければいいかわからなくなることも。

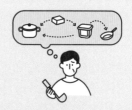

## ☑ 包丁の使い方・食材の切り方がわからない

肉じゃがを作ろうとしても、にんじん・玉ねぎ・じゃがいもをそれぞれどう切ればいいかわからない。レシピに食材の切り方が示されていても、包丁をどう動かせばいいかわからず、思うように切れない。

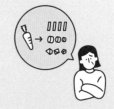

194

## ☑ 家電（洗濯機・テレビ・炊飯器・レンジ）の操作が難しい

洗濯するとき、どの順番でどのボタンを押せばいいかわからない。乾燥のみや特殊な素材の洗い方はもっと難しい。リモコンはどのボタンを押すと何が起こるかわからず、混乱する。

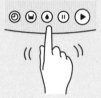

## ☑ 冠婚葬祭の場で適切な行動ができない

母親の葬儀のとき、何をしたらいいかわからず、ぼーっとしてしまっていた。事前に喪主としてやるべき挨拶や準備を聞いていたのに、いざその場に立つとさっぱりわからなくなってしまった。

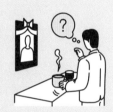

## ☑ ブログやSNSの投稿手順がわからなくなる

SNSに投稿しようとしたが投稿手順を忘れてしまい、どの画面を開くのか、どのボタンを押すのかがわからなかった。教えてもらってもすぐに忘れて、何度も聞いてしまう。

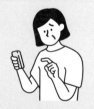

## ☑ 仕事・公的手続きの手順がわからなくなった

仕事の書類の提出方法や確認ルートなどの手順がわからず、毎回初めてのような感覚になる。

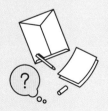

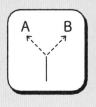

心身機能障害 44

# 複数のモノ・コトから
# 正解や最適解を
# 選択・判断できない

**CHECK** | この障害が原因と考えられる生活の困りごと

## ✓ 気候や場に応じた服や持ち物を選ぶのが難しい

気候や気温、カジュアルかフォーマルか、だれに会うのかなどを考えると、服選びにとても疲れる。また、旅行の際は先のことを想像して必要なものを揃えることが難しい。

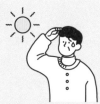

## ✓ 靴を間違える

下駄箱や玄関に靴がたくさん並んでいると、他人の靴を履いてしまうことがある。なかなか足が入らず「おかしいな？」と思うことや、すんなり履けて指摘されるまで気づかないことも。

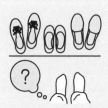

## ✓ 整理整頓・片付けができない

「重いものは下」「よく使うものは手前」など、いろいろなことを考えなければならないので、整理整頓ができない。元の場所に戻すことも難しく、片付けようとしたのに散らかってしまう。

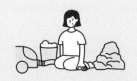

## ☑ ICカードの チャージ方法や 切符の購入方法が わからない

チャージの際、カードを入れる、ボタンを押す、お金を入れる、などの順番がわからない。挿入口がさまざまだったり、途中でおつりが出てきたりして混乱する。また、後ろに人が並んでいると焦って手が止まる。

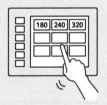

## ☑ スーパーの 陳列棚で 買うものを 取り間違える

よく確認して手に取ったはずなのに、醤油を買うつもりが似たボトルのソースを、小麦粉ではなく隣にあった片栗粉を買ってしまう。

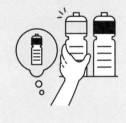

## ☑ 会計をせずに帰ってしまう

スーパーに買い物に行くと、会計を飛ばして商品を持って帰ってしまう。「会計」が一連の買い物手順の中から抜け落ちてしまい、自分では何も気づくことなく店を出てしまう。

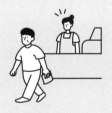

あなたの認知症に対するイメージは、どのように変化したでしょうか？

　認知症のある方が抱える、生活の困りごと。その中には、ご本人でさえも「なぜ？どうして？」と説明が難しいことがたくさんあります。

　しかし、その困りごとの背景にはかならず、原因となる心身機能障害や周囲の環境があります。原因がわかれば、解決策や上手に付き合う方法を見つけることができるはずです。

　また、登場した困りごとの中には、あなた自身、身に覚えがあることも多かったのではないでしょうか？

　こうした出来事は、決して特別な「理解しがたいこと」ではなく、認知症かどうかにかかわらず、加齢や心身の疲れ・周辺環境によって、だれもが日常的に体験することであったりもするのです。

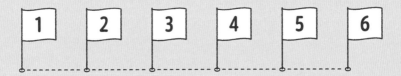

## PART 2

# 認知症とともに
# 生きるための
# 知恵を学ぶ
# 旅のガイド

　認知症世界の旅はいかがでしたか？　この旅の経験が、あなたのこれからの
人生に役立てばうれしいです。

　そしてここから、後半部分では、「認知症とともに生きるための知恵を学ぶ旅
のガイド」として、旅に必要な知恵・心がまえ・ツール・情報をまとめました。

　旅に欠かせないおとも、それがガイドブックです。「こんなとき、どうしたらい
いの？」「何が必要なの？」と迷ったり、悩んだりしたときに、開いてみてください。

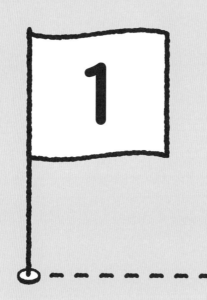

# DEPART

新しい旅へ踏み出す

認知症を当事者の視点で
正しく理解する

　認知症とは、どのような状態のことを言うのでしょうか？
一般的に言われている認知症の定義や症状は、医療者・介護者からの視点がほとんどで、実際に認知症のある方（当事者）の心と身体に何が起こっているのかを、あなた自身が理解し、周囲の方に伝えることはとても難しいことです。

　認知症とともに生きる第一歩として、まずは認知症と認知機能について、**正しく理解することから**スタートしましょう。

---

### 認知症とは

認知機能が働きにくくなったために、生活上の問題が生じ、暮らしづらくなっている状態

---

### 認知機能とは

ある対象（人・モノ・情報）を目・耳・鼻・舌・肌などの感覚器官でとらえ、それが何であるかを解釈したり、思考・判断したり、計算や言語化したり、記憶に留めたりする働き

今の自分の
心身の状態を知る

　あなたは今、自分の心身の変化に気づき、戸惑っている
かもしれません。

　不調や違和感が気になっているけれど、見ないようにし
たり、疲れや忙しさのせいにしながら、今まで通りの暮ら
しを続けるためになんとか踏ん張っていたりする人もいる
でしょう。

**「普通にできていたことができなくなっている」**
**「今までとちょっと違うかもしれない」**
**「もしかして……」**

　日常生活の中で、こんなふうに思うこと、引っかかるよ
うな感覚を覚えることはないでしょうか？

　その小さな違和感をすぐにそのまま受け入れることは、
簡単なことではありません。しかし、否定したりごまかし
たりすることは思いきってやめて、自分の感覚に素直にな
ってみましょう。今、気づくことができれば、これからで
きることがたくさんあるのです。

　まずは自分の今の状態を見つめ、向き合うことからはじ
めましょう。

# わたしの気づき

営業として働いていましたが、お客さんの顔と名前がわからないことや、物覚えが悪いことが気になるようになりました。（30代／男性）

運動をしているときに、つまずいたり転んだりすることが増え、今まで通りに体が動かせなくなりました。（60代／男性）

車のエンジンの掛け方がわからないときがあり、次第に車が故障したのではないかと思うようになったんです。（70代／女性）

常に頭がぼわーっとしてすっきりせず、職場の上司からも「大丈夫か?」と心配されることが増えました。（60代／男性）

認知症の症状は、
1人ひとり違うことを知る

　「認知症」というと、身の回りのことができなくなる、介護施設に入ってサポートが必要になる……このようなイメージを持っていませんか？

　今、インターネットで検索すれば、膨大な量の情報を得られます。もちろん正しい情報もありますが、不確かなもの、不安を煽る情報があることも確かです。そして、そのような偏ったイメージは、いつの間にかあなたの中にどっしりと根付いてしまっているかもしれません。

　実際には、認知症になったからといって、**みんなが一様に同じ症状を経験するわけではありません**。13の旅のストーリーを通してお伝えしたように、認知症の症状にはいろいろなものがあります。疾患の種類・周りの環境・これまでの暮らしなど、さまざまな要因の影響を受けるため、その症状・困りごとを抱える場面・進行具合は、人それぞれです。

　飛び込んでくる情報をやみくもに信じたり、自分の中の偏見にとらわれたりせず、認知症の症状は1人ひとり違うことを知り、その上で、まずはあなた自身の状況を見つめましょう。

専門職に相談する

　「認知症かもしれない」と思っても、どこに何を相談したらいいのかわからなかったり、「まだ大丈夫」と相談を先延ばしにしたりしていませんか。

　専門職に相談することは、これから始まる認知症世界の旅の第一歩です。**「自分だけでモヤモヤしている状態から、抜け出そう」**、**「早い段階で相談して、早めにスタートを切ろう」**、こんなふうに捉えてみると、ためらう気持ちも少し楽になるかもしれません。

　相談できる専門職の存在は心強いもの。これからの旅を一緒に歩む、仲間の１人になってくれるはずです。

## 「認知症かも」と思ったときの相談先

不安なこと、気になっていることを話してみましょう。
専門の病院や役立つ情報を教えてもらうことができます。

▸ **顔なじみのかかりつけ医**

▸ **役所の高齢者福祉担当や介護保険担当窓口**

▸ **地域包括支援センター**
　介護・福祉の総合的な支援を行う相談窓口。専門知識を持ったスタッフに相談することができます。

🔍検索 ｜ 地域包括支援センター　市区町村名

## TRAVEL GUIDE 1-5 〉 だれかに打ち明ける

　認知症であることを打ち明けるのは、とても勇気が必要なことです。

　「だれに話そう？」「何から話そう？」「うまく伝えられるかな？」……これまでの自分をよく知る人たちに、いつ・どんなふうに話そうか、認知症だと伝えることで離れていってしまうのではないか、と悩んでいませんか？　認知症について偏ったイメージで見られたら嫌だな……と、ためらってしまうこともあるでしょう。

　しかし、**大げさに準備を整えて伝える必要はありません。みんなに打ち明けなければいけないわけでもありません。あなたが話してみたいと思う人に、伝えてみることから始**めましょう。

　周りの人にあなたの状況を知っていてもらうことで、自分だけで抱え込むことなく、気持ちが少し楽になるはずです。身近な人に相談することに不安を感じる場合は、電話相談や地域包括支援センターなどで、面識のない人に相談してみるというのはどうでしょうか。

　まずは、今のあなたの気持ちを、口にしてみるだけでかまいません。それが、次の一歩につながります。

# 伝えたい人に打ち明けよう

身近な人

## 家族
「一番近くにいる人にまず話したい」と思った場合は、暮らしをともにする人へ打ち明けてみましょう。

## 友人や同僚
「家族に話す前にだれかに聞いてもらいたい」と思ったら、あなたをよく知る友人や同僚などに話してみませんか？

## 認知症カフェ
認知症のある本人・家族・地域の人、だれでも参加できて、集える場所です。専門職に相談することもできます。

| 🔍 検索 | 認知症カフェ　市区町村名 |
|---|---|

「認知症の人と家族の会」が運営する
## 電話相談
電話相談なら、顔を合わさず、気持ちを話してみることができます。

| 🔍 検索 | 認知症の人と家族の会 |
|---|---|

面識のない人

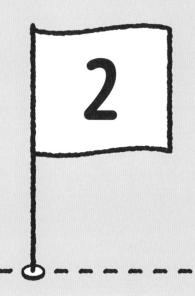

# TEAM UP

旅の仲間をつくる

# 頼れる仲間をつくる

楽しいことも大変なことも、一緒に分かち合うことのできる仲間をつくりましょう。これから長く続く暮らしを、より楽しく充実したものにするために。

まずは、**住んでいる街の地域包括支援センター、または市区町村の窓口に連絡してみる**ことがおすすめです。そうすると、医師やケアマネジャーなど医療・福祉の専門職とつながることができます。

また、役割分担ができるよう、**複数人の仲間がいることも大切**です。だれか1人だけに頼ってしまうと、その人が疲れてしまったり、いなくなったりしたときに、八方塞がりになってしまいます。

専門職だけでなく、友人や顔なじみのご近所さん、あなたの住む地域で活動する人たちも仲間です。

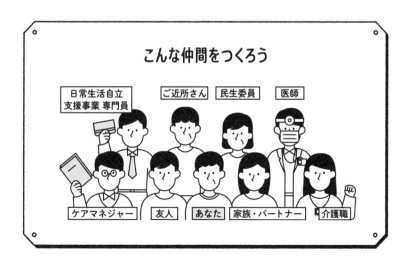

こんな仲間をつくろう

日常生活自立支援事業 専門員／ご近所さん／民生委員／医師／ケアマネジャー／友人／あなた／家族・パートナー／介護職

当事者とつながる

　頼れる仲間ができたとしても、時には「認知症でない人にはわからない」「不安な気持ちが伝わっていない」と、心細く思うことがあるでしょう。そんなときに力になってくれるのが、あなたと同じように認知症とともに生きる当事者である仲間や先輩です。地域で、**認知症のある方同士が交流する「本人の会」**のような場を探してみましょう。

---

## 当事者とつながれる場所

---

### ピアサポート

「ピア」とは仲間の意味。専門職によるものではなく、認知症のある方同士で体験や思いを語り合い、互いにサポートする取り組み。病院内で実施しているところも。

### 認知症のある本人の会

認知症のある方同士が集い、交流する場。食事をしたり、作業をしたり、場所によって活動内容はさまざまです。

### 認知症カフェ

認知症のある方や家族、介護の専門職、認知症について知りたい人など、立場や年齢を問わず参加できる場。

ほかにも若年性認知症の方の集いなどもあります。まずは、地域包括支援センターか役所の介護保険担当窓口へ問い合わせましょう。

また、先輩たちの体験をつづった本からは、それぞれのストーリー、想い、暮らしの工夫を知ることができます。

その人は、年齢や性別、症状があなたと違うこともあるかもしれません。しかし、認知症という共通点があることで、表に出しづらかった気持ちや本音を共有し、**「あるある！」と共感できる時間**を持つことができるでしょう。

---

## 先輩たちが体験をつづった本

### 『誤作動する脳』

**樋口直美**（医学書院）

幻視や幻臭などの症状を抱える、レビー小体病当事者の著者。自身の体験を軸に、脳に何が起きているのか分析し、どう付き合い続けていくかをまとめた一冊。

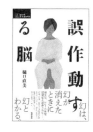

### 『認知症の私から見える社会』

**丹野智文**（講談社＋α新書）

39歳で若年性アルツハイマー型認知症と診断され、全国各地、時には世界中の仲間と交流を続けてきた著者が、これまで向き合ってきた「当事者の声」が多くつづられています。

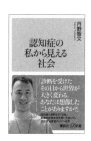

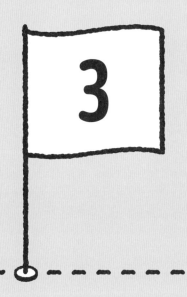

# ARRANGE

旅の支度をととのえる

# 「できる」「できない」を
# 知る・伝える

　旅を楽しむためには、身の回りの環境を整えることから。最初に取り組みたいことは、あなたが「できること」と「できないこと（難しいこと）」を知ることです。

　たとえ時間がかかったとしても、自分でできることは継続することが、あなたが自分らしく暮らすために大切です。「できることは自分でやりたい」という意志を周りに伝え、周りの方はできることを奪わないようにしましょう。

　できないことは、1人でがんばるのではなく、「この動作が難しいな」「このやり方はわからないんだ」と受け止めることから始めてみます。

　そして、家族や仲間に伝え、工夫を一緒に考える、手助けを依頼する。**「1人ではできないこと」**を**「一緒に取り組めばできること」「だれかの力を借りればできること」**に変えていきましょう。

---

## できる・できないを知るために

巻末の「生活シーン別困りごと索引」を家族や仲間と一緒にチェックしてみてください。右のQRコードから、ウェブ版を見ることができます。

家の中と外に
自分の居場所をつくる

　家の中でも外でも、**あなたにとって居心地のいい場所、**
**緊張せずにリラックスできる場所**があることで、毎日をよ
り豊かに過ごすことができます。

　家の中であれば、お気に入りの椅子や座り心地のいいク
ッションを、「ここでゆっくりしたいな」と感じられる場
所に置いてみましょう。もしその場所が、家族の行動の妨
げになるようなら、家具のレイアウトの変更を相談してみ
てもいいかもしれません。

　家の外であれば、公園や近所の喫茶店、居酒屋などはど
うでしょう。昔からよく行く場所、のんびり過ごすことが
できる場所であればどこでもかまいません。

　さらに、顔見知りの人がいる場所であれば、家族も安心
して送り出すことができます。

　たとえば、「本や資料に囲まれた自分の書斎」「1人でゆ
っくりコーヒーを飲むことのできる喫茶店」といったとこ
ろを居場所にしている方もいらっしゃいます。

　家の中を居心地のよい空間にするために工夫できること
はいろいろとあるので、このあと詳しくご紹介します。

# 五感にやさしい 生活空間をつくる

今までは快適に過ごしていた生活空間でも、認知機能の障害により、問題を抱えることがあります。これまでは気にならなかった照明が目に刺さるように感じたり、テレビの音が響くように聞こえることがあるかもしれません。

刺激や負担となるポイントやその度合いは、個人差がとても大きく、あなたにしかわからないことが多いものです。まずは、次の手順で今の状態を確認し、生活をともにする人や身近な仲間たちと共有・相談を重ねていきましょう。

1. 次ページからのチェックポイントを見て、あなたが生活の中で気になるポイントを見つける
2. そのポイントについて、どんなときに困ったり、具合が悪くなったりするのか話し合う
3. どうすれば居心地よく過ごしやすい空間になるのか、改善ポイントを話し合い、できる限り身体的・心理的な負担が少ない生活空間をつくる

## 五感にやさしい生活デザイン

五感にやさしい生活デザインのポイントや事例をウェブサイトでより詳しく紹介しています。右のQRコードからアクセスしてください。

# 五感にやさしい生活空間をつくるための
# チェックポイント

 ## 光がまぶしすぎると感じることはありませんか？

照明や直射日光を痛みと感じたり、急な明るさの変化に驚いたりしてしまうことも。十分な明るさを確保しつつ、強い光や明るさの変化がないように気をつけましょう。

**こんな工夫を** ・照明の光が直接目に入らないよう、向きを変える
・日光の入り方を調節できるよう、カーテンをつける

 ## 色の刺激が強すぎることはありませんか？

視覚が敏感になり、強い色が気になって落ち着かないことがあります。壁や床・インテリアなどは、蛍光色・高彩度の色を避け、落ち着いたもので揃えましょう。

**こんな工夫を** ・家具や家電を買う際は、色の選択を重視する
・危険な印象を与える色の組み合わせ（赤と黄色の組み合わせなど）を避ける

 ## 音が騒がしすぎることはありませんか？

話し声や環境音がすべて耳に入り、聞きたい音に集中できないことがあります。音量や音源との距離に配慮しましょう。

**こんな工夫を** ・話す際は、雑音となるテレビやラジオの音を消す
・遮音カーテンやガラス戸で静かな環境をつくる

**匂い**の刺激が強すぎることはありませんか？

嗅覚が敏感になり、香水や芳香剤、汗などの匂いを極端
に強く感じ、体調を悪くすることがあります。刺激とな
る強い香りがあるものは使わないよう気をつけましょう。

こんな工夫を ・柔軟剤やミストなどを過度に使わない
・料理のあとは換気を行い、生ゴミは溜めない

 **暑さ**や**寒さ**を負担に感じることはありませんか？

自律神経に障害を抱え、体温や汗の調節が困難になるこ
とがあります。季節や天候に応じた適切な体感温度を保
てるよう、調節できる環境をつくりましょう。

こんな工夫を ・室内では、簡単に温度を調節できる機器を使う
・屋外では、着脱しやすい洋服で体温を調整する

 **段差**や**傾斜**が負担になることはありませんか？

空間認識にトラブルを抱えている、または身体を思うよ
うに動かすことが難しい場合、段差や傾斜が動作を妨げ
ることがあります。小さな段差や溝も巨大なものに感じ
ることもあるので、フラットな空間をつくりましょう。

こんな工夫を ・脱衣室と風呂場の間、和室と洋室の間にあるような小さ
な段差に、ゆるやかなスロープをつける

# 混乱を生むモノ・コトを
生活空間から取り除く

　空間・記憶・注意などの認知機能の障害により、暮らし慣れている空間であっても、家具のレイアウト、壁や床の模様、光の入り具合の変化などで、混乱が生まれたり、判断に迷ったりすることがあります。

　五感にやさしい生活空間をつくることと同様に、あなたにとって、どのような状態が混乱を招くのかを把握し、その原因を取り除くことが大切です。

　次の手順で、生活をともにする人や身近な仲間たちと共有・相談を重ねていきましょう。

1. 次ページからのチェックポイントを見て、あなたにとって混乱を招くポイントを見つける
2. そのポイントについて、どんな状態だと混乱するのか・わかりづらいのかを伝え、共有する
3. どのように改善するか話し合い、混乱を招く状態が少ない生活空間をつくる

## 混乱を生まない生活デザイン

混乱を生まない生活デザインのポイントや事例をウェブサイトでより詳しく紹介しています。右のQRコードからアクセスしてください。

# 生活の中に混乱を生まないための
# チェックポイント

## ラベルやサインの位置・文字の大きさが
## バラバラになっていませんか？

中になにがあるかを書いたラベルの位置や書き方がほかのものと違うことで、混乱してしまうことがあります。

> こんな工夫を ・タンスや衣装ケース、小物入れ、扉などにラベルやサインを貼る場合は、位置や大きさ・デザインを統一する

## 床や壁の色・素材が
## バラバラになっていませんか？

壁の色が突然切り替わっている、木目とコンクリートの床がひと続きになっているなどで、段差や穴があるように感じ、思わぬ事故につながる恐れがあります。

> こんな工夫を ・床や壁は、目立たせる必要があるところ以外は、色や素材を可能な限り統一する

## 大切な情報が
## 周りと同化していませんか？

色や素材の統一は大事ですが、一方で、注意を向ける必要がある大切な部分、認識すべき情報はしっかり目立たせましょう。

> こんな工夫を ・トイレの便器や便座、ドアノブなど、色や形を正しく認識する必要がある部分は、周囲の空間や背景とはっきり色分けする

## 複雑な柄や模様のインテリアは
## ありませんか？

幾何学模様は空間が歪んで見えたり、なにか別のものに
見えたりする、植物などの具体的な模様は本物の植物が
そこにあるように見えたりすることがあります。

> こんな工夫を ・格子柄や縞などの繰り返しの模様や、動物や植物など具
> 体的な絵柄が描かれたインテリアは避ける

---

## 強い反射や濃い影は
## ありませんか？

床にある影は穴や段差に見えたり、光の反射する床は水
溜まりに見えたりして、混乱を招き、思わぬ事故につな
がるおそれがあります。

> こんな工夫を ・影ができないように、照明の向きを変えたり、カーテン
> で日光を遮ったりする
> ・光を反射する鏡は、使わないときは布で隠す

---

## 複雑な操作が必要な
## 生活用品を使っていませんか？

手足のコントロール、対象物との距離や方向の認識に課
題を抱え、前後・左右・上下の動きが組み合わさった三
次元の動作が難しいことがあります。

> こんな工夫を ・トイレットペーパーホルダーやドアノブは、「押すだけ」
> 「回すだけ」の単純な動きで操作できるものを選ぶ
> ・蛇口のハンドルは自動化されたもの、もしくは水かお湯
> の選択・操作がわかりやすいものを選ぶ

## 動線が複雑、または目印がない部屋はありませんか？

記憶や空間認知の障害により、家の中であっても目的地にたどり着くことが難しかったり、ドアが閉まっていると何の部屋かわからず混乱することがあります。

こんな工夫を ・生活に特に欠かせない場所、たとえばトイレへの動線やサインはわかりやすくする。長い時間過ごす部屋からの道順がわかるようになっていると安心

## 家電の使い方に困っていませんか？

記憶や注意・手続きの認知機能の障害により、普段使っているものでも操作方法を思い出せないことや、少し間違えただけで混乱してしまうことがあります。

こんな工夫を ・炊飯器や電話機など使い慣れた家電は、故障しても修理して、長く使い続ける
・買い替えの際は、最新の機能や見た目を優先せず、なじみのある操作方法を重視して選ぶ

## 強い力や細かい動きが必要な場所・モノはありませんか？

空間認知の障害により、手足のコントロールや対象物との距離・方向の認識が難しく、何かを動かすときに、どのように力を入れていいのかわからないことがあります。

こんな工夫を ・よく使う部屋の扉は開け閉めしやすいものにする
・袋や缶、紙パックなどの商品は、ふたの開け閉めが簡単にできる容器に移し替える

サインや目印を工夫する

今までは理解できていた家電のボタン表示を見ても、どう操作をすればいいのか判断できなかったり、ファイルのラベルに書かれた記号を理解することが難しく感じたりして、混乱することがあるかもしれません。

そんなときは、**意味をすぐ理解でき、直感的な行動を促すような目印**をつくってみましょう。意外と簡単にできることもあるので、少しずつチャレンジしてみましょう。

ある方は、シャンプーとボディソープのパッケージを見ても区別がつかなかったのですが、シャンプーには「頭」、ボディソープには「体」と書いたところ、迷わなくなったといいます。文字の大きさやフォント（形の種類）を工夫したり、簡単なイラストや写真を組み合わせたりすることで、わかりやすくなることもあります。

どんな工夫がいいのか、ほかの人の知恵も聞きながら、生活をともにする人や身近な仲間たちと一緒に、相談し、実践してみましょう。

## 大切な情報を伝える生活デザイン

大切な情報を理解しやすくするためのポイントや事例をウェブサイトで紹介しています。右のQRコードからアクセスしてください。

# みんなのサイン・目印のアイデア

## 大切な場所に目印をつける

自分の部屋と隣の部屋を間違えないよう、
ドアに自分の好きな花の柄のタイルを貼
って、目印にしています。*1

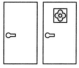

## 扉に中身がわかる写真を貼る

何が入っているのかわからなくなること
を防ぐため、クローゼットの扉には、中
身をそのまま撮影した写真を貼っていま
す。*1

## 文字と絵の両方を表示する

トイレなどの重要な場所には、文字と絵
をどちらも示したサインをつけています。*2

## 重要な動線をわかりやすく表示する

家の中で長い時間を過ごす自室やリビン
グからトイレまでの廊下に、矢印の形に
テープを貼り、動線を示しています。

## 洋服に目印をつける

服を着るとき、袖の位置や奥行きがわか
らなくなることがあるので、裏地とは異
なる色の目立つテープで、腕を通す場所
に目印をつけています。

*1 参考 Alzheimer's Society（英国アルツハイマー協会）
*2 参考 『認知症にやさしい環境デザイン』C・カニンガム，M・マーシャル

# スマートフォンを使って生活を楽にする

　日課や約束を忘れてしまう、通い慣れた道で迷ってしまう、家の鍵を頻繁になくしてしまうなど、日常でいろいろと困ることが増えてきたときは、スマートフォンの便利な機能に頼ってみましょう。

　特別な機械がなくても、今あなたや家族が持っているスマートフォンの機能を上手に使うことで、いろいろなことが解決できます。操作や設定が難しい場合は、周りの方と一緒にやってみましょう。

　忘れてしまうことや、覚えていられないことは誰にでもあります。深刻に考えすぎず、**できないことはモノやテクノロジーに頼ってしまえばいい**のです。

## スマートフォンの活用術

日常の困りごとを解決してくれるデジタルツールやその使い方をウェブサイトで紹介しています。右のQRコードからアクセスしてください。

🔍検索 | となりのおた助くん

# こんな困りごとをスマホで解決

## 文章が書けない・文字が打ちにくい

スマートフォンには、「〇〇さんに電話して」「〇〇を検索して」と言葉を発するだけで、自動で操作してくれる音声アシスト機能があります。メールに書く文章も、同じように音声入力を活用すれば、長い文章を打つ必要はありません。

## 電話で約束した予定がいつだったかわからない

忘れてしまいそうな先の予定は、スマートフォンのカレンダーに登録しましょう。リマインダー（通知機能）を設定しておけば、予定の前日や直前にきちんと通知してくれるので、何度も確認しなくても大丈夫です。

## よくモノをなくす・忘れる

財布や鍵などに、忘れ物防止の「スマートタグ」という小さな家電をつけてスマートフォンと連携しておくと、一定の距離以上離れた際にスマートフォンに通知が届いたり、音が鳴ったりして、置き忘れや紛失を防止することができます。キーホルダータイプやカードタイプなどいろいろな種類があるので、使いやすいものを選びましょう。

旅の資金計画を練る

　忘れてはいけない大事な支度が、「お金」の計画です。

　以前と同じように仕事をするのが難しく、生活費や医療費のやりくりに不安を覚えたり、お金の管理が難しくなったりすることがあるかもしれません。

　これからの生活にどれだけのお金が必要なのかわからないまま、不安な気持ちで旅を続けることにならないよう、生活をともにする人や身近な仲間たちとともに、一度、収入と支出を整理してみましょう。

　**給与・年金などの収入額、生活費や医療費などの支出額、貯蓄額を書き出してみる**ことで、現状を把握でき、これからの資金計画を立てやすくなります。

　生活の維持が難しい場合には、活用できる制度を調べ、役所などに相談してみましょう。

　また、お金の管理は家族間や親戚同士でもトラブルになる可能性があるため、第三者に依頼することも検討してみるといいかもしれません。

# お金に関わる制度や手当て

## 日常生活自立支援事業

日常的な金銭管理や福祉サービス（ホームヘルパーや配食サービスなど）の利用手続きに不安がある方をサポートしてくれる事業です。相談の上、お金を管理してもらうことや書類・通帳・印鑑等を預けることも可能。住んでいる地域の社会福祉協議会へ相談し、申し込みができます。

## 成年後見制度

不動産の売却などの財産管理、施設への入所などに関する契約行為、消費者被害の取り消しなど、自身では判断が難しい方の権利を守るための制度です。利用するには家庭裁判所への申し立てが必要なので、まずは最寄りの成年後見センターの相談窓口へ相談しましょう。

| 🔍検索 | 成年後見センター　市区町村名 |
|---|---|

## 障害年金 *

病気やケガによって、生活や仕事が制限されるようになった場合に、受け取ることができる年金。

## 特別障害者手当 *

精神または身体に著しく重度の障害を有し、日常生活において常時特別の介護を必要とする特別障害者に対して支給される手当て。

＊障害年金と特別障害者手当の受給のためには、年金の納付状況などの条件が設けられているので、まずお住まいの市区町村の年金に関する窓口で相談してください。

毎日の生活リズムを
整える・守る

　時間感覚の障害により、「自分が感じている時間」と「実際の時間」との間にズレが生じたり、24時間の感覚がなくなったりすることがあります。生活リズムの乱れは心にも身体にも悪影響があるので、可能な限り、一定のリズムを保ちましょう。

　まず、生活をともにする人と一緒に、**起床・食事・外出・就寝などの日課を書き出してみます**。そして、その習慣がいつでもわかるよう、予定をリビングに貼ったりスマートフォンのアラームを活用したりしましょう。

　また、朝起きたら、まず日光を浴びて身体を目覚めさせる、夜寝る前は、スマートフォンやテレビの刺激を避けるなど、起床と就寝をスムーズにするための行動を習慣づけることも大切です。

---

## スマートフォンのアラームを活用

スマートフォンのアラーム機能は、目覚まし時計としての役割以外にも活用できます。たとえば、外出の準備を始める時間や服薬の時間がわからなくなる場合、「8:00出かける準備」「19:00薬を飲む」など、アラームに名前（ラベル）をつけてセットすると、設定した時間に知らせてくれます。

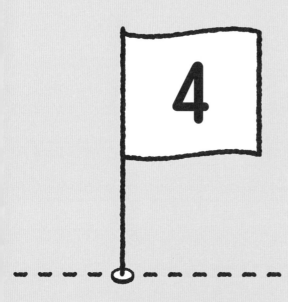

# ENJOY

旅路を楽しむ

# 今の自分ができることを
# 前向きに楽しむ

　旅の楽しみは、その時々で変わります。昔は楽しめたことができなくなってしまうと、落ち込むこともあるでしょう。できないことが増えてくると、認知症になる前の自分とのギャップに戸惑い、落ち込み、悪い方にばかり考えてしまうかもしれません。

　でも、過去の自分や、他の人と比べていては、後ろ向きな気持ちにばかりなってしまいます。

　そんなときは自分の気持ちを点検し、「あれもこれもできない」という気持ちを「これができる！」と捉え直し、前向きな気持ちに変換してみましょう。

　**今のあなたは、昔は興味がなかったことをおもしろいと感じるかもしれません。苦手だと思っていたことに、思わぬ力を発揮するかもしれません。**すると、見える景色がどんどん変わり、新しい出会いも生まれることでしょう。

　一緒に旅路を歩む家族や仲間と話したり、笑い合ったり、新しいことにチャレンジしたりする「今」を、全力で楽しむ心持ちを忘れずに。

# 前向きになれる言葉変換

うまく食事が
できなくて
時間がかかる

ゆっくり味わえて、
美味しい! 健康的!

大好きだった
絵の展覧会に
1人では
行けなくなった

誰かと
一緒に行くと、
感想をシェアして
楽しめる!

にぎやかな
場所が苦手に
なってしまった

落ち着ける場所を
見つけるのが
得意になった!

行き慣れたはずの
場所なのに
忘れてしまう

毎回、
新しい場所に行く
感覚が楽しい!

# 生きがいや役割を見つけて、挑戦してみる

「やりたいことはあるけど、今となってはもうできない」、「だれかの役になんて立てない」、そんなふうに思い込む必要はありません。

あなたの好きなこと・得意なことを、ともに生活する人や周りにいる専門職、友人に伝えてみましょう。

一緒にやりたいと言ってくれる人がいるかもしれません。意外な場所であなたの力が求められ、好きなこと・得意なことがだれかの役に立つかもしれません。

自分のやりたいことが思い浮かばなくても、**周りにいる仲間のだれかの「やってみたい」「挑戦したい」という気持ちを応援して、一緒に取り組んでみるのもひとつです。**

好きなことができたり、何かの役割を果たしたりすることは、日々の暮らしの中でエネルギーの源となるでしょう。

あなたなりの生きがいや役割を見つけて、思う存分、この旅を楽しみましょう。

# わたしが見つけた生きがい

子ども食堂で得意の料理を振る舞って、
みんなに喜んでもらうことがうれしい。

（50代 / 男性）

SNSやブログで認知症のことを発信。
認知症診断前の不安な人や家族が見て、
「情報を知ることができた」と喜んでくれた！

（50代 / 女性）

認知症と診断されてから始めた清掃の仕事。
「いつもありがとう」と
声をかけてもらえることがうれしい。

（60代 / 男性）

認知症のある本人の会を地域で
つくりたいという仲間を応援する！

（50代 / 女性）

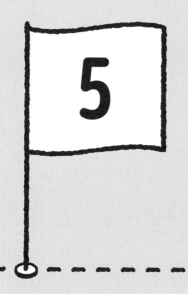

# RESET

ひと休みする

無理しない、がんばらない

　旅は長く続きます。今までとは勝手が違い、身体や心が疲れてしまうことも、気づかないうちに無理をしてしまうこともあるかもしれません。

　しかし、無理をし続けては、この先の暮らしはどんどんしんどくなってしまいます。

　がんばりすぎは禁物です。旅の予定は変わって当たり前。**予定をこなすことよりも、あなたがストレスなく過ごせることの方が大事**です。

　やるべきことがあっても何もしたくないと思うときや、1人になる時間を持ちたいとき。そんなときは、自分の気持ちに素直になって、抱えているものを手放してみませんか？ 今やらなければいけないと思っていたことは、一度、横に置いてしまいましょう。

　「そんな簡単にはあきらめられない」、「今しかできない」と思うかもしれませんが、次の機会はやってくるものです。少し休憩して、新たな気持ちで再出発してみると、また新しい道が見えてきます。

# しんどい気持ちを
# 閉じ込めない

　不安な気持ちやしんどい気持ちは、なかなか外に出しづらいもの。「こんなこと話してもいいのかな」と、ためらってしまうかもしれません。

　でも、その気持ちはあなたの中だけに留めておくと、どんどん大きくなってしまいます。しんどさが心の中で無限にループして、さらにつらくなってしまうことも……。

　**気持ちは閉じ込めてしまうのではなく、信頼できる人に話してみましょう。** 口に出すことで、頭の中が整理されることもありますし、意外と小さな悩みだったと思えるかもしれません。逆に、思っていたよりもつらかったんだ、と気づき、自分をいたわる機会になるかもしれません。

　人に話すことをためらう場合は、**ノートに書き出してみるだけでも、スッキリします。**

　だれかに聞いてもらったあとには、相手に感謝の気持ちを伝えることを忘れずに！

# ちょっとだけ 「特別なこと」をしてみる

認知症世界の旅も、慣れてくると、同じ日々の繰り返しを退屈に感じたり、周りの方との関係がなあなあになってしまったりするかもしれません。

そんなときは、少しだけ日常に特別なことを取り入れてみませんか？ 自分に、家族に、仲間に、**「いつもと違うスペシャルな時間」**をプレゼントしてみましょう。

難しいことにチャレンジする必要はありません。いつもの暮らしにほんの少し何かを足してみるだけで、気分が変わるものです。

5<br>R<br>E<br>S<br>E<br>T<br><br>ひと休みする

## わたしの特別なこと

デイサービスで「一日居酒屋」を開き、
仲間に料理を振る舞って、おもてなしをすること
（80代・男性）

お気に入りの服やアクセサリーをつけて、
お買い物に行くこと
（80代・女性）

社会的障壁に直面したときは、だれかに話してみる

認知症とともに生きる世界では、偏見や先入観から心ないことを言われてしまったり、何もできないと思われてしまったりすることがあります。既存の制度や慣習のせいで、あなた1人ではどうしようもできないことがあります。

そんな「社会的障壁」に直面することで、傷つき、つらい気持ちになることもあるでしょう。

これらはすぐに解決することはできません。でも、なによりあなたに知ってほしいことは、これは**決してあなたのせいではない**ということ。

まだまだ世の中は遅れていて、認知症に対して、市民・地域・公的機関・企業、社会全体の理解は十分ではありません。ただし、確実に理解は進み、世の中は変わりはじめています。

社会的障壁に直面したときは、信頼できる人にあなたが感じたことを伝えてみましょう。自分だけでは対処しようがなくても、だれかと一緒ならばできることがあるかもしれません。話しているうちに、解決の糸口が見えてくることだってあるでしょう。

あなたが感じていることを周りの人に伝えることは、少しずつ社会を変える一歩になるのです。

# 4つの社会的障壁

## 形式的対応の滝

ルールや慣例を遵守するあまり、
困りごとに対応してもらえない

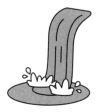

 字を書くことが難しいのに、
銀行で自筆サインを求められた

## ステレオタイプの岩

昔からのイメージ・偏見、一部の症状で
「認知症」とひと括りにされる

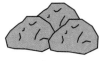

 徘徊すると決めつけられ、
部屋を施錠された

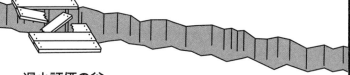

## 過小評価の谷

「できない」扱いを受ける

 トイレを失敗しないようにと、
近くで見張られた

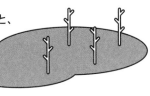

## 無知の沼

疾患や症状の知識がなく、厳しい対応を受ける

 仕事中、作業に時間がかかってしまったとき、
「さぼっている」と非難された

感謝の気持ちを言葉にする

　ひと休みを終えたら、また、家族や仲間との日常に戻ります。

　そのときには一言、これまで、そしてこれからも生活をともにする人に感謝の気持ちを伝えてみましょう。

　家族や友人・仲間はいつも一緒にいるから、**言葉にしなくても伝わっているだろうというのは、思い込みです。**だれだって、「ありがとう」と感謝の気持ちを伝えられたらうれしいものです。

　少し恥ずかしさや照れくささがあるかもしれません。でも、言葉にすることができたら、恥ずかしさよりも「伝えてよかった」という気持ちが勝るでしょう。きっと、あたたかい気持ちになるはずです。

　一緒に歩みを進めてくれてうれしい、助かってるよ、という気持ちを込めて、「ありがとう」の一言だけで、十分です。

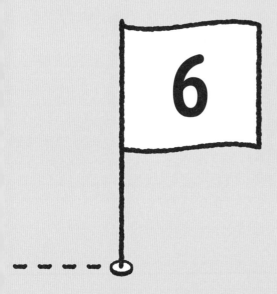

# PASS ON

思いを伝える

## 自分の経験と思いを発信する

　だれもが最初は認知症世界のビギナーですが、少しずつ旅のベテランになっていきます。

　旅の中では、思い通りに行動できないことや、嫌な思いをすることなど、つらい経験もあったでしょう。

　一方で、新しい出会いや楽しい発見もあったのではないでしょうか？

　**その経験すべてが、これから同じ世界を旅する人の礎となり、支えになります。** 旅の先輩が書いた本を読んで、あなたの認知症のイメージが変わったように。同じ認知症のある仲間に出会って、話をして、励まされたように。

　あなたの経験は、ほかの認知症のある方や家族を勇気づけ、励ます知恵や知識になります。あなた自身の旅の思い出や体験を、ぜひ発信してみてください。

　自分が楽しめる手段でかまいません。上手に伝えなきゃ、きれいな言葉にしなきゃ、と難しく考える必要もありません。友人におしゃべりするように、こんなことがあった、こんな気持ちだった、ということを残してみましょう。

　あなたの旅の経験は日本の、世界の、そして人類の貴重な財産です。

# たとえばこんな発信

## SNSやブログで投稿・発信する

SNSやブログは、あなたのことを知らない人にも見てもらうことができます。意外な人から反応があり、思わぬ交流が生まれることもあります。書きたい、伝えたいと思ったタイミングで、あなたが使いやすいツールを使ってみましょう。

> 🔍 検索 | 樋口直美 公式サイト

レビー小体病当事者として、認知症への正しい理解が広まるようさまざまな発信をしていらっしゃいます。

## 調査に協力する

さまざまな機関で、認知症に関する調査や研究が行われています。「認知症未来共創ハブ」では、認知症のある方へインタビューを行い、暮らしの実態、アイデアや工夫をまとめたデータベースを作成しています。あなたならではの体験や工夫を、みんなのために役立たせませんか？

> 🔍 検索 | 認知症未来共創ハブ

# 社会を変える活動に
参加する

　認知症についての情報、とりわけ、認知症のある方ご本人の声は、まだまだ世の中に伝わっていないことも多く、「認知症フレンドリーな社会」の実現は道半ばです。

　これから認知症とともに生きる人々がますます増えていく日本を、認知症があっても暮らしやすい社会にしていくために、**一足先に旅をしているあなただから、できることがあります。**

　まずは、認知症と診断を受けて戸惑う人や１人でがんばっている人が、認知症とともに生きる仲間と出会う場をつくり、それぞれの経験や思いを共有しましょう。さらに広く、多くの人に自分たちの声を届けたいと思ったら、認知症のある人の声を社会に伝える活動をしている団体に参加し、ともに活動してみましょう。

　もし、集う場や機会が身近にはない場合は、あなた自身が立ち上げてみるのはどうでしょうか？　地域の専門職（地域包括支援センターのスタッフなど）に相談してみると、力になってくれるでしょう。

　１人では難しくても、自分の暮らす地域や全国の仲間と一緒に動くことで、社会を変える大きな力につながっていきます。

# たとえばこんな活動

## 日本認知症本人ワーキンググループ
全国各地の認知症のある方たちが、ともに知恵や体験を語り合い、希望と尊厳を持って暮らし続けることができる社会を目指す団体。その声を国や関係省庁に届けています。

## おれんじドア　ご本人のためのもの忘れ総合相談窓口
宮城県仙台市で月に1回開催されている、認知症のある方のみで話し合う場。代表であり、ご本人も若年性認知症と診断された丹野智文さんの思いから、自分がやりたいこと・挑戦したいことを中心に話し合っています。

## borderless - with dementia -
東海地区を中心とした団体。認知症のある方の経験を起点に、ともに生きる社会をめざして活動するコミュニティです。認知症のある方による出張ピアサポートや市民・専門職向けの講演会、企業向けの研修会などを行っています。

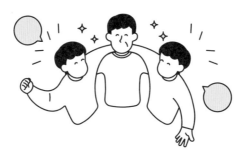

# 認知症のある人が
# 暮らしやすい社会を
# 実現するために

　「認知症の課題解決は、デザイナーの仕事だ」。

　2018 年に「認知症未来共創ハブ」(P.248) の活動に参加し、多くの認知症のある方との交流を通じて、わたしが確信したことです。

　デザインとは、人間とモノ・サービス・環境・情報との幸せな関係を創る行為です。複雑化する現代社会には、使いにくい商品やサービス、混乱を呼ぶサインや空間があふれています。

　そう、認知症のある方が生活に困難を抱えている原因の大半がデザインにあるのです。「認知症のある方が暮らしやすい社会を実現するために、デザインはなにが可能か」、そんな問いへの答えを模索し、たどり着いた 1 つの結論が、この『認知症世界の歩き方』です。

　この本の制作にあたっては、たいへん多くの方にお世話になりました。認知症のある方やパートナーの方々との交

流、インタビューがこの書籍の原点です。

監修をいただいたのは、自身もレビー小体病の当事者であり、さまざまな著書を執筆されている樋口直美氏 (PART1)。名古屋市で当事者の方たちとともに活動する「borderless-with dementia-」の鬼頭史樹氏 (PART2) には実践的知見から、認知症未来共創ハブ代表であり慶應義塾大学大学院健康マネジメント研究科教授の堀田聰子氏にはインタビューデータの提供を受け、研究的知見から多数の示唆をいただきました。

また、稲葉千恵美氏、土屋はるな氏のイラストのおかげで、本書の魅力とわかりやすさが格段に上がりました。

主に PART 1 の編集・執筆を担当した稲垣美帆氏、PART 2 の編集・執筆を担当した青木佑氏の献身的かつ粘り強い取り組みがなければ、最後まで書き上げることはできなかったでしょう。

そのほか、さまざまな認知症関連のプロジェクトを協働してきた「認知症未来共創ハブ」及び「issue+design」のメンバー、本書を書くきっかけをいただいたライツ社の大塚啓志郎氏の存在がなければ、この本の出版はなし得ませんでした。

改めて感謝申し上げます。

最後に、コロナ禍での厳しい生活が続く中、ずっと支えてくれる妻・千佐子、満面の笑みで癒し続けてくれる娘・雪夕花、息子・空知、そして 2 匹のカクレクマノミたちに感謝します。

令和 3 年 9 月　筧 裕介

## 認知症未来共創ハブの当事者インタビュー [*1]
### ―ご本人の声を聞く―

　認知症未来共創ハブでは、当事者の思い・体験と知恵を中心に「認知症とともによりよく生きるいまと未来」を創る活動の中核として、認知症当事者インタビューをすすめており、このインタビューが本書の構想の基礎となっています。

　対象は、研究協力に同意をくださった認知症のある方（原則的に診断を受けた方）で、2021年7月時点で約100人にご参加いただいています。

　主な質問項目は以下の通りですが、ご本人の興味や関心、課題にそって、自由に語っていただいています。

・これまでのあゆみと認知症の発症経緯
・日常生活の喜びや生きがい
・今後やってみたいこと
・暮らしの中での苦労や困りごと、工夫や知恵など

＊1 慶應義塾大学大学院健康マネジメント研究科研究倫理審査委員会の承認を受けて実施（「認知症のある方の生活のしづらさと工夫、生きがいと喜び−認知症とともによりよく生きる未来の共創に向けて（受理番号2019-20)」）。
＊2 内閣府・戦略的イノベーション創造プログラム（SIP）「"認知症の本人と家族の視点を重視する"マルチモーダルなヒューマン・インタラクション技術による自立共生支援 AI の研究開発と社会実装」及び厚生労働科学研究費補助金（認知症政策研究事業）「独居認知症高齢者等が安全・安心な暮らしを送れる環境づくりのための研究」の成果の一部を紹介するもの。

# 認知症当事者ナレッジライブラリー *2
## ―ご本人の声を分析・構造化する―

ご本人と家族、支援者、研究者、デザイナーがやりとりを重ねながら、ご本人の困りごと（生活課題）と、その背景として考えられるさまざまな要因（心身機能障害）を結びつけ、分析・構造化し、これらと付き合う暮らしの知恵も合わせて公開しています。

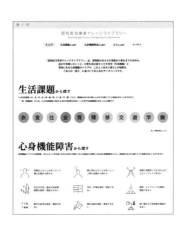

## 主な分析項目

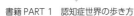

| 生活課題 | 心身機能障害 | 暮らしの知恵・工夫 |
| --- | --- | --- |

書籍 PART 1　認知症世界の歩き方

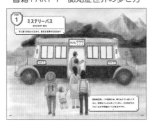

書籍 PART 2　旅のガイド

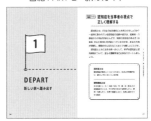

---

認知症当事者ナレッジライブラリーウェブサイトはこちら　→
https://designing-for-dementia.jp/database/

# 認知症世界の歩き方
# ポータルサイト

http://issueplusdesign.jp/dementia_world/

---

コンテンツ **1**

## 13のストーリー MOVIE

PART 1で登場する認知症世界の13のストーリーを、アニメーションで楽しむことができます。

---

コンテンツ **2**

## ウェブ版・旅のガイド

PART 2に登場する「旅のガイド」の一部を、より詳しく知ることができます。

### 生活の困りごとディクショナリー

本書では紹介しきれなかった、困りごとの背景にある心身機能障害や、巻末付録にある生活シーン別での困りごとを紹介しています。「できる」「できない」を知る・伝える (P.213) のチェックにも使っていただけます。

### 認知症フレンドリーデザインガイド

五感にやさしい生活空間をつくる (P.215)、混乱を生むモノ・コトを生活空間から取り除く (P.218)、サインや目印を工夫する (P.222) に登場する、暮らしの中での困りごとを解決するデザインの工夫や事例、チェックポイントを詳しく紹介しています。

### となりのおた助くん

スマートフォンを使って生活を楽にする (P.224) に登場した、スマートフォンやITグッズの便利な使い方をより詳しく紹介しています。

# 認知症世界の歩き方 Play!

認知症のある方の暮らしの中で起こる困りごとやその背景にある心身機能障害を楽しみながら知ることのできる、ゲーム型ワークショップ。

参加者は認知症世界を旅する旅人となり、仲間や知恵・工夫、お役立ちアイテムをゲットしながら、自分の目標の達成を目指します。

会場を認知症世界に見立てるオフラインの集合型ワークショップと、全国どこからでも参加できるオンラインバージョンがあります。

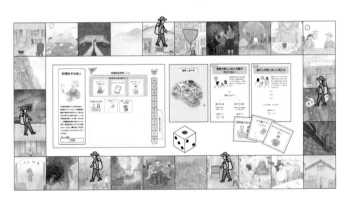

**体験会メニュー** （本プログラムを活用できる場の例）
・認知症への理解促進を目的とした市民向けセミナー
・スキルアップを目的とした医療福祉・介護専門職向け研修
・高齢者を対象とした商品・サービス等の開発を行う企業向けワークショップ

---

ゲームの詳細や開催情報を掲載したウェブサイトはこちら　⟶

https://issueplusdesign.jp/dementia_world/play/

執筆 **筧 裕介** (issue+design)

issue+design 代表、慶應義塾大学大学院健康マネジメント研究科特任
教授。1975年生まれ。一橋大学社会学部卒業。東京工業大学大学院修了。
東京大学大学院工学系研究科修了（工学博士）。2008年ソーシャルデザイ
ンプロジェクト issue+design を設立。以降、社会課題解決のためのデ
ザイン領域の研究、実践に取り組む。日本計画行政学会・学会奨励賞、グッ
ドデザイン賞 BEST100、竹尾デザイン賞、カンヌライオンズ（仏）、
D&AD（英）他受賞多数。著書に『持続可能な地域のつくり方』『ソーシャ
ルデザイン実践ガイド』『人口減少×デザイン』（単著）、『地域を変えるデ
ザイン』『震災のためにデザインは何が可能か』（共著・監修）など。


編集・執筆（PART 1） **稲垣 美帆**（issue+design）

編集・執筆（PART 2） **青木 佑**（issue+design）

イラスト **土屋 はるな**（issue+design）

**稲葉 千恵美**（オフィスナイス）


監修 **認知症未来共創ハブ**

PART 1 **樋口 直美**（文筆家・レビー小体病当事者）

PART 2 **鬼頭 史樹**（borderless - with dementia -）

インタビューデータの提供など **堀田 聡子**（慶応義塾大学大学院健康マネジメント研究科）

社会の課題に、市民の創造力を。

# issue+design

**issue+design** （特定非営利活動法人イシュープラスデザイン）
「社会の課題に、市民の創造力を。」を合言葉に、2008年に創業。市民
とともに、地域・日本・世界が抱える社会課題に対して、デザインの持
つ「美と共感の力」で挑むさまざまなプロジェクトを実践。代表プロジェ
クトに、東日本大震災のボランティアを支援する「できますゼッケン」、
妊娠・出産・育児を支える「日本の母子手帳を変えよう」、500人の住
民とともに地域の未来を描く「高知県佐川町 みんなでつくる総合計画」、
SDGs視点で地域づくりを体験し、未来をシミュレーションするゲーム
型ワークショップ「SDGs de 地方創生」ほか。
ホームページ　http://issueplusdesign.jp/

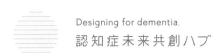

Designing for dementia.
認 知 症 未 来 共 創 ハブ

## 認知症未来共創ハブ

「認知症とともによりよく生きる未来」を目指し、当事者の思い・体験
と知恵を中心に、認知症のある方、家族や支援者、地域住民、医療介護
福祉関係者、企業、自治体、関係省庁及び関係機関、研究者らが協働し、
ともに未来を創る活動体。慶應義塾大学ウェルビーイングリサーチセン
ター、日本医療政策機構、認知症フレンドシップクラブ、issue+design
の4団体が2018年より共同で運営。
代表　堀田聰子（慶應義塾大学大学院健康マネジメント研究科・教授）
ホームページ　https://designing-for-dementia.jp/

# 生活シーン別困りごと索引

この本の最後に、「148の生活の困りごと」を一覧にまとめました。認知症のある人の困りごとを、11の生活シーンに分け、掲載しています。あなたはどんなときに生活のしづらさを感じるでしょうか?

衣（着る）、食（食べる）、住（住む）、金（お金を扱う）、買（買い物をする）、健（心身をケアする）、移（移動する）、交（交際する）、遊（遊ぶ）、学（学ぶ）、働（働く）

各項目から、認知症世界の歩き方13のストーリーの該当ページに飛ぶことができ、その困りごとの背景にある心身機能の障害を知ることができます。あなた自身の、あなたの大切な家族の、生活の困りごとをより理解するために活用してください。

認知症世界の歩き方

2021年 9月21日　第 1 刷発行
2024年 9月15日　第20刷発行

著　者　筧裕介 (issue+design)
発行者　大塚啓志郎・髙野翔
発行所　株式会社ライツ社
　　　　兵庫県明石市桜町 2-22
　　　　TEL 078-915-1818
　　　　FAX 078-915-1819

印刷・製本　光邦
ブックデザイン　吉田考宏
営業　髙野翔・秋下カンナ
営業事務　吉澤由樹子
編集　大塚啓志郎・有佐和也・感応嘉奈子

乱丁・落丁本はお取り替えいたします。
©2021 YUSUKE KAKEI printed in Japan
ISBN 978-4-909044-32-7

ライツ社HP　http://wrl.co.jp